ANATOMIA DO FUTEBOL

ANATOMIA DO FUTEBOL

Donald T. Kirkendall, Ph.D.

Título original em inglês: *Soccer Anatomy*
Copyright © 2011 by Donald I. Kirkendall
Publicado mediante acordo com a Human Kinetics, EUA.

Este livro contempla as regras do Novo Acordo Ortográfico da Língua Portuguesa.

Editor gestor: Walter Luiz Coutinho
Editora de traduções: Denise Yumi Chinem
Produção editorial: Priscila Mota

Revisão de tradução e revisão de prova: Depto. editorial da Editora Manole
Diagramação: TKD Editoração Ltda.
Ilustrações: Precision Graphics
Adaptação da capa para a edição brasileira: Depto. de arte da Editora Manole

Dados Internacionais de Catalogação na Publicação (CIP)
(Câmara Brasileira do Livro, SP, Brasil)

Kirkendall, Donald T.
    Anatomia do futebol / Donald T. Kirkendall ;
[tradução Douglas Arthur Omena Futuro]. --
Barueri, SP : Manole, 2014.

    Título original: Soccer anatomy.
    ISBN 978-85-204-3472-7

    1. Futebol - Aspectos psicológicos 2. Futebol -
Treinamento I. Título.

14-02909   CDD-796.334077

Índices para catálogo sistemático:
1. Futebol : Treinamento físico : Esporte   796.334077

Nenhuma parte deste livro poderá ser reproduzida, por qualquer processo,
sem a permissão expressa dos editores.
É proibida a reprodução por xerox.
A Editora Manole é filiada à ABDR – Associação Brasileira de Direitos Reprográficos.

Edição brasileira – 2014

Direitos em língua portuguesa adquiridos pela:
Editora Manole Ltda.
Av. Ceci, 672 – Tamboré
06460-120 – Barueri – SP – Brasil
Tel.: (11) 4196-6000 – Fax: (11) 4196-6021
www.manole.com.br
info@manole.com.br

Impresso no Brasil
Printed in Brazil

Nota: Foram feitos todos os esforços para que as informações contidas neste livro fossem o mais precisas
possível. Os autores e os editores não se responsabilizam por quaisquer lesões ou danos decorrentes da
aplicação das informações aqui apresentadas. É aconselhável a supervisão de um profissional ao realizar
os exercícios.

SUMÁRIO

Sobre o autor   vii

Prefácio   ix

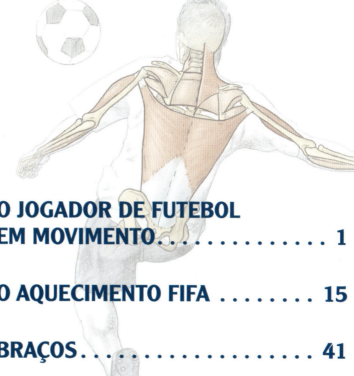

CAPÍTULO 1   **O JOGADOR DE FUTEBOL EM MOVIMENTO** 1

CAPÍTULO 2   **O AQUECIMENTO FIFA** 15

CAPÍTULO 3   **BRAÇOS** 41

CAPÍTULO 4   **OMBROS E PESCOÇO** 59

CAPÍTULO 5   **TÓRAX** 85

CAPÍTULO 6   **COSTAS E QUADRIL** 101

CAPÍTULO 7   **ABDOME** 123

CAPÍTULO 8 PERNAS: ISOLAMENTO MUSCULAR 147

CAPÍTULO 9 PERNAS: POTÊNCIA COMPLETA 167

CAPÍTULO 10 TREINAMENTO TOTAL PARA O FUTEBOL 189

Recursos adicionais   207

Índice de exercícios   209

SOBRE O AUTOR

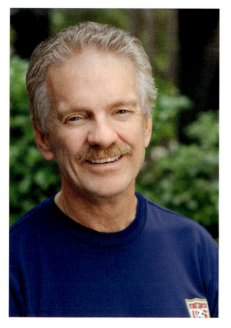

Donald T. Kirkendall obteve o título de Ph.D. em fisiologia do exercício na Ohio State University e tornou-se professor de anatomia, fisiologia e fisiologia do exercício na University of Wisconsin e na Illinois State University. Em 1995, ele foi convidado a integrar o programa de medicina do esporte da Duke University Medical Center e depois na University of North Carolina. Suas pesquisas se concentram na medicina do esporte e no desempenho físico com ênfase em esportes coletivos – especialmente o futebol. Desde 1997 ele escreve uma coluna científica sobre o esporte na revista mensal *Southern Soccer Scene.*

O dr. Kirkendall começou a jogar futebol no ensino fundamental e continuou a jogar durante o ensino médio e os primeiros anos da faculdade na Ohio University, pela qual competiu no torneio NCAA. Ele continua jogando em ligas recreacionais adultas. Foi treinador de futebol em vários níveis, desde ligas infantis até chegar a técnico-assistente da Ball State University em Indiana, obtendo a licença USSF B para técnicos.

Ele é membro do Medical Assessment and Research Centre (F-MARC) da Fifa, com base em Zurique, na Suíça. A Fédération Internationale de Football Association (Fifa) é o órgão regulador internacional do futebol. O F-MARC conduz e colabora em estudos médicos para reduzir as lesões do futebol e na promoção do futebol como uma atividade saudável. O dr. Kirkendall também é membro do US Soccer's Medical Advisory Committee. Em razão dessas afiliações e de sua experiência na aplicação dos conceitos da ciência do esporte ao futebol, ele é requisitado em todo o mundo para palestrar sobre tópicos relacionados à area. Ele frequentemente dá palestras em clínicas para técnicos e organizações de técnicos, além de já ter palestrado para plateias de todas as seis confederações da Fifa.

PREFÁCIO

Pelé o chamava de "o jogo bonito". A simplicidade desse comentário sobre o futebol ressoou entre os fãs do jogo ao longo de décadas. A beleza do futebol começa com a habilidade. Futebol bonito é dominar uma bola impossível, como no gol de Dennis Bergkamp aos 89 minutos na Copa do Mundo de 1998, ou a matada de peito e o voleio de Máxi Rodriguez, do bico da grande área, na Copa do Mundo de 2006. A beleza do futebol está no passe perfeito, dado entre aberturas minúsculas na defesa, que você pode ver a qualquer momento quando o brasileiro Kaká ou o espanhol Xavi estão em campo. Ou uma arrancada pelo meio da defesa adversária, como a de Maradona contra a Inglaterra na Copa do Mundo de 1986. Ou o chute de longa distância de Paul Breitner na Copa do Mundo de 1974.

Depois, temos o brilhantismo tático. Quem não lembra da sequência de 25 passes antes do gol da Argentina contra a Sérvia, na Copa do Mundo de 2006, ou o contra-ataque mortal no gol dos Estados Unidos contra o Brasil na Copa das Confederações da Fifa de 2009? O quarto gol do Brasil contra a Itália, na final da Copa do Mundo de 1970, ainda é considerado uma obra-prima de coletividade, habilidade e astúcia.

O objetivo do futebol é o mesmo de qualquer outro esporte coletivo: marcar mais pontos que o adversário. Essa simples filosofia é, na verdade, extremamente complicada. Para ser bem-sucedido, um time deve ser capaz de apresentar superioridade física, técnica, tática e psicológica em relação ao adversário. Quando esses elementos trabalham em conjunto, o futebol sem dúvida é um jogo bonito. Mas quando um desses aspectos não está em sintonia com o restante, um time pode ser estupendo, e mesmo assim perder. É como se diz: "Nadaram e morreram na praia".

O futebol, como o beisebol, sofreu certa inércia histórica: "Nunca fizemos aquilo antes e, mesmo assim, ganhamos, então por que mudar"? ou "Nunca fiz isso quando jogava". Essa atitude está condenada a limitar o desenvolvimento de times e jogadores, conforme avançam as demandas físicas e táticas do jogo.

E como o jogo avançou. Por exemplo, os primeiros registros sobre a distância percorrida por profissionais ingleses durante um jogo, em meados da década de 1970 (Everton FC), foram de 8.500 metros. Atualmente, as distâncias são em média de 10.000 a 14.000 metros. Existem registros de que mulheres, mesmo tendo o coração menor, níveis de hemoglobina mais baixos e menor massa muscular, podem cobrir os 10.000 m atribuídos aos homens. A distância e o número de corridas em alta velocidade também aumentaram conforme o ritmo do jogo se tornou mais intenso e potente. Para aqueles de nós que vêm acompanhando o jogo por anos, atualmente os profissionais realmente parecem chutar a bola com muito mais força.

Mas os benefícios do futebol se estendem para além do jogo competitivo. Evidências emergentes demonstram que a prática regular do futebol por adultos é tão efetiva quanto os exercícios aeróbicos tradicionais, como o *jogging*, para efeitos de saúde geral e tratamento de certas condições crônicas. Por exemplo, por meio da prática de futebol, pessoas com hipertensão podem observar reduções na pressão arterial similares às observadas em praticantes de *jogging*. O colesterol sanguíneo pode diminuir. O aumento da sensibilidade à insulina significa que pessoas com diabetes tipo 2 e síndrome metabólica devem ver os benefícios. A prática regular do futebol ajuda pessoas, jovens ou adultas, que estão tentando perder peso. Numerosos benefícios são possíveis, todos oriundos da prática de um esporte agradável. Uma interessante nota a se destacar é que, quando esses estudos foram concluídos, muitos corredores simplesmente desistiam, mas os jogadores de futebol olharam uns para os outros e falaram: "Ótimo. Podemos voltar para o jogo?".

O futebol não faz parte da cultura norte-americana do mesmo modo que em outros países. Ao redor do mundo, famílias, vizinhos e amigos jogam sempre que podem. Nos Estados Unidos, essa exposição interminável ao futebol não é tão evidente e, dessa forma, ao começar a praticar o esporte, uma criança norte-americana não possui as habilidades primárias naturalmente obtidas em jogos recreativos. O técnico talvez seja a única fonte de contato da criança com o jogo, o que exigiria que todo o treinamento fosse focalizado em trabalhos com bola, deixando de lado algumas habilidades motoras básicas e aspectos suplementares da aptidão física.

Em particular, a comunidade do futebol – e não somente nos Estados Unidos – vê o treinamento de força com ceticismo. Além disso, jogadores de futebol tendem a considerar desnecessária qualquer corrida cuja distância seja maior que o comprimento do campo, e evitam treinamentos que não envolvam a bola. Dê a eles uma bola, e correrão o dia inteiro. O problema é que boa parte dos técnicos aplica o princípio da especificidade do treino muito literalmente ("se você quer ser um jogador de futebol melhor, jogue futebol") e acaba negando a seus jogadores os benefícios de treinamentos que comprovadamente melhoram o desempenho físico e previnem lesões.

Este livro trata do treinamento complementar de força para o futebol. Quando desenvolvida de modo apropriado, o aumento da força permitirá que os jogadores corram mais rápido, resistam aos desafios, sejam mais firmes nos desarmes, saltem mais alto, evitem fadiga e tenham menos lesões. A maioria dos jogadores de futebol tem uma atitude negativa em relação ao treinamento de força, porque este é realizado na sala de musculação e não envolve o uso da bola. Tal atitude foi levada em consideração quando os exercícios deste livro foram selecionados; muitos podem ser feitos no campo, durante o treinamento de rotina, e alguns envolvem o uso da bola.

Quando jogador ou técnico são favoráveis ao treinamento da força, o foco principal geralmente está nos membros inferiores. Mas qualquer especialista em treinamento de força e condicionamento físico sabe que deve-se buscar um equilíbrio de cima a baixo, uma vez que o corpo constitui-se de uma série de segmentos – uma corrente, se preferir – e o jogador mais bem preparado deve ter treinado cada elo dessa corrente, e não somente um ou dois. Mais, esses especialistas dirão que, mesmo que um grupo de músculos possa ser mais importante para um esporte específico, treinar somente aquele grupo de músculos em detrimento de um oposto resultará em desequilíbrio no movimento ou na articulação em questão. Sabe-se há muito tempo que desequilíbrios aumentam o risco de lesão; por exemplo, uma musculatura forte de quadríceps contra uma musculatura fraca do isquiotibial aumenta o risco de lesões no joelho. Também se sabe que atletas com história de lesão dos isquiotibiais apresentam não somente fraqueza dessa musculatura, mas também um funcionamento deficiente dos glúteos. A fraqueza dos isquiotibiais também está associada com problemas de coluna.

Muitos leitores irão rever esses exercícios e selecionar aqueles direcionados para suas fraquezas específicas. Os exercícios em *Anatomia do futebol* são boas escolhas para complementar o treinamento tradicional de futebol, mas os conceitos continuam a evoluir. Esses exercícios são um bom ponto de partida. Com um programa regular que utiliza progressão sistemática, os jogadores melhorarão aspectos do condicionamento físico importantes para um jogo competitivo – aspectos que não são abordados nos treinamentos tradicionais, orientados pelo uso de bola. Jogadores que queiram continuar jogando e se manter saudáveis, com o mínimo de lesões possível, precisam realizar algum tipo de treinamento de força. Os que negligenciam o elemento de força no treinamento, mas querem avançar para um nível mais elevado, terão um choque quando descobrirem o quanto ficaram para trás e se derem conta de quanto tempo precisará ser compensado. Esses exercícios devem ser considerados a lista definitiva? Claro que não. Os profissionais da área terão alternativas? Claro que sim. Mas esse é um bom ponto de partida, com opções para o técnico e para o jogador.

PREFÁCIO

O aspecto singular de *Anatomia do futebol* não são os exercícios complementares, já que muitas outras fontes podem trazer sugestões. *Anatomia do futebol* leva você para dentro da prática de cada exercício, a fim de mostrar quais músculos estão envolvidos e como eles contribuem para a execução apropriada do exercício e para o sucesso no jogo. As ilustrações anatômicas que acompanham os exercícios são codificadas por cores para indicar os músculos primários e secundários que atuam em cada exercício e movimento.

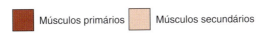

Use as informações para melhorar sua habilidade, aumentar sua força e resistência e se manter no campo. Escolha os exercícios que sejam apropriados para sua idade, gênero, experiência e objetivos de treino. Mesmo os atletas jovens podem se beneficiar do treinamento de resistência. Em atletas pré-adolescentes, o aumento da força vem principalmente do aumento do volume de treinamento por meio do acréscimo de repetições e séries utilizando uma resistência modesta (p. ex., 2 ou 3 séries de 12 a 15 repetições, em 2 ou 3 dias não consecutivos por semana). Utilizar o próprio peso corporal como resistência é uma excelente opção de exercícios para essa faixa etária.

O treinamento de resistência, como qualquer treinamento físico, tem seus riscos inerentes. Conforme o atleta amadurece, ele se torna mais capaz de processar, acompanhar e aderir às instruções que minimizam o risco de lesão. Em geral, quando uma resistência externa, como uma barra ou um haltere, é levantada, a série é realizada até a exaustão muscular. Exercícios que utilizam o peso corporal como resistência geralmente têm um determinado número de repetições como objetivo, apesar de algumas vezes ocorrer esgotamento muscular antes do objetivo ser atingido. Dependendo do objetivo do treinamento, a carga deve ser individualizada e apropriada para a idade. Quando o atleta é capaz de executar as repetições desejadas em uma série sem atingir o esgotamento muscular, a resistência deve ser elevada em 5 a 10%.

Os objetivos do treinamento irão influenciar o programa de exercícios. A melhora da resistência muscular local requer alto volume (séries de 20 a 25 repetições) e baixa intensidade. O treinamento para hipertrofia atua como ponto de entrada para o treinamento de melhor qualidade e requer de 10 a 20 repetições por série e intensidade de baixa a moderada. No treinamento básico da força, a intensidade é alta (80 a 90% da capacidade), mas o volume é baixo (2 a 5 repetições por série). O treinamento para potência, que geralmente inclui movimentos de explosão, requer uma intensidade alta (90 a 95% da capacidade) e um baixo volume (2 a 5 repetições por série). Em geral, jogadores de futebol devem focar em exercícios de maior volume e intensidade de baixa a moderada, duas vezes por semana durante a temporada, com objetivo de manutenção. Deixe os treinamentos para aumento de força e de potência para períodos entre as temporadas.

A segurança é vital quando o treinamento é na sala de musculação. Sempre treine com um observador. Utilize travas de segurança para os pesos. Levante com os membros inferiores, e não com a coluna, quando estiver montando os pesos. Beba líquidos regularmente e utilize a postura e a forma corretas. Utilize roupas adequadas e tenha cuidado para não deixar os pesos caírem no chão. Considere criar um diário de treinamento para controlar seu progresso. Ouça o seu corpo, e não faça exercícios quando sentir dores articulares ou uma dor muscular incomum; nesses casos, procure um médico especializado em medicina do esporte. Se você precisar de ajuda na sala de musculação, procure por um profissional certificado, como professor de educação física ou *personal trainer*.

CAPÍTULO 1
O JOGADOR DE FUTEBOL EM MOVIMENTO

Ao contrário de esportes e atividades físicas individuais como golfe, dança, natação, ciclismo e corrida, nos quais o atleta dita em grande parte o próprio desempenho, o futebol é um esporte coletivo. O esporte coletivo acrescenta os parâmetros de oponentes diretos, companheiros de time, bola e regras relacionadas a infrações e condutas aplicadas durante uma mudança constante de ambientes táticos ofensivos e defensivos, sejam concernentes a um indivíduo, parte da equipe ou a equipe inteira. Um esporte coletivo como o futebol requer uma variedade de complexidade e intensidade e uma preparação física e mental além do que se observa em muitos esportes individuais.

A preparação para a competição em um esporte coletivo envolve aquisição de habilidades, desenvolvimento tático, preparação mental e treinamento físico. O futebol exige que os jogadores se preparem em quase todos os aspectos da aptidão física. Como resultado, um jogador de futebol bem treinado está geralmente bem condicionado em todos os aspectos físicos; algumas vezes, ele é acima da média em um aspecto específico (em muitos casos, agilidade). Um corredor de curta distância deve ter velocidade. Um maratonista deve ter resistência. Um levantador de peso deve ter força. Ao contrário desses esportes, para ser bem-sucedido no futebol não é preciso que o jogador seja excepcional em uma área qualquer da aptidão física, o que explica parte do seu apelo – qualquer um pode jogar.

Este capítulo se concentra nas demandas físicas do futebol, mas a inclusão de algumas bases táticas é inerente em qualquer discussão do trabalho físico necessário. Tática e condicionamento físico estão intimamente relacionados. Para conhecer os jogadores, deve se conhecer o jogo. A pergunta: o desempenho tático do time resulta dos níveis de capacidade física dos jogadores, ou um maior nível de condicionamento físico permite que o time execute uma visão mais ampla do jogo? Esta é a versão do futebol para o dilema do ovo e da galinha.

O esporte futebol

Em seu nível mais básico, o futebol parece ser um jogo sem interrupções. O jogo profissional consiste em dois períodos de 45 minutos corridos. (Em campeonatos juvenis, a duração de cada tempo é mais curta.) As regras não permitem que a marcação do tempo seja interrompida. Apesar de o cronômetro não parar, a bola não fica em jogo durante todos os 90 minutos. Em geral, a bola fica em jogo somente por 65 a 70 minutos. São contados todos esses segundos em que a bola está fora de jogo – após um gol, antes de um escanteio, durante um atendimento médico, quando um jogador é advertido pelo árbitro etc. Se o árbitro considera que tais circunstâncias estão encurtando o jogo, pode-se adicionar alguns minutos ao final de cada tempo, chamados de acréscimos. Um dos charmes do jogo é que a única pessoa que sabe o tempo real da partida é o árbitro.

Uma vez que o jogo não é contínuo, a participação do jogador também não é. As pessoas que estudam a movimentação do futebol descrevem várias ações distintas: ficar parado, caminhar, trotar, correr e arrancar. Correr é definido como tendo propósito e esforço manifestos, sendo mais rápido que o trote, porém mais lento que uma arrancada. Velocidades acima da de trote algumas vezes são definidas como corridas de intensidade alta e muito alta, que são combinadas com saltos, corridas laterais, corridas diagonais e corridas de costas. Um jogador de futebol executa quase 1.000 ações diferentes durante uma partida. Para ele, a ação muda a cada 4 ou 6 segundos. Quando o padrão de corrida é visto dessa forma, o jogo passa a não ser mais considerado uma atividade contínua simplesmente por causa da contagem de tempo ininterrupta. Em vez disso, o futebol é um híbrido de várias ações, velocidades e mudanças de direção. Como a ação muda frequentemente, não é de se surpreender que os jogadores de futebol apresentem altos desempenhos em agilidade.

O sucesso no futebol diz respeito à maneira pela qual cada time utiliza o espaço. A tática do futebol pode ser resumida em um simples conceito: durante o ataque, torne o campo o maior possível; durante a defesa, torne o campo o menor possível.

Movimento da bola

O objetivo do futebol é o mesmo de qualquer outro esporte coletivo: marcar mais pontos que o adversário. Em média, de 1,5 a 2 gols são marcados por jogo. Considerando-se diversas partidas, o índice de acerto de chutes a gol é bastante baixo. A proporção entre finalizações e gols em geral é de 10 para 1. Na Eurocopa de 2008, o número médio de passes por equipe foi de 324 por partida. Por causa da natureza do esporte, a posse da bola muda constantemente de lado. Durante os 90 minutos, um time terá aproximadamente 240 posses de bola separadas, o que dá em média 11 segundos por posse. (Lembre-se, sua equipe não terá a posse da bola durante todos os 90 minutos; o outro time também terá a posse.)

Uma posse de bola pode ser breve, sem passes completados, ou longa, com uma série de passes completados antes da perda da bola em decorrência de um desempenho deficiente, um passe interceptado, um desarme, uma bola fora de jogo ou um gol. Considerando-se milhares de partidas, aproximadamente 40% de todas as posses de bola são perdidas sem sequer um passe completado, e de 80 a 90% envolvem quatro jogadores e três ou menos passes (Fig. 1.1), o que explica as muitas atividades de treino em campo reduzido jogadas 4 x 4; é esta a essência do jogo.

Se a sua equipe recupera a posse de bola próximo ao gol adversário, o número de jogadores e de passes nessa jogada será menor. Este é um conceito importante. Forçar a defesa adversária a cometer um erro próximo à própria meta coloca seu time em clara vantagem. No futebol, os gols frequentemente são resultado de um erro do oponente e não o resultado de uma longa sequência de passes da ofensiva. Por mais estranho que pareça, uma marcação por pressão sobre a defesa adversária é uma tática ofensiva importante. Posto que o futebol é um híbrido de velocidades e direções de corrida, ele também é um híbrido de estratégias de posses e de ataques rápidos.

Na Premier League inglesa, aproximadamente 80% das posses individuais de cada jogador são de um único toque (de primeira) ou dois toques (domínio e passe), sem dribles. Também na Pre-

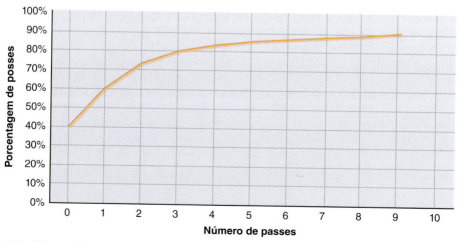

Figura 1.1 Número de passes por posse de bola.

mier League, aproximadamente 70% dos gols são de chutes de primeira, e aproximadamente dois terços são oriundos de jogo aberto. Os gols restantes surgem de bolas paradas – faltas, escanteios e cobranças de pênaltis. Combine essas estatísticas com o número de passes, a conclusão óbvia é de que o futebol é um jogo de passes, não de dribles. Quanto menos dribles e mais rápida a troca de passes, mais rápido será o jogo como um todo.

Demandas físicas de um jogador de futebol

Há muitos anos, perguntei a alguém qual a distância percorrida por um atleta em uma partida de futebol e me responderam 16 km. Fiz as contas – 16 km em 90 minutos seriam 5 minutos e 37 segundos por km; o que é possível. Mas um campo normal tem 100 m de comprimento, e 16 km são 16.000 m. Isso significaria que, para acumular os 16 km, eu teria que correr o comprimento do campo 145 vezes em uma velocidade constante de 5,6 minutos por km; o que não é provável.

Rastrear a distância percorrida por um jogador durante o jogo não é fácil. Já foram utilizados sistemas de codificação com papel e lápis (*in loco* ou assistindo a *videotapes*), contadores de passo, sistema GPS etc. Não importa o método, a obtenção dos dados é trabalhosa e demorada. Aqueles que estudam as demandas físicas do futebol geralmente concordam que a distância média percorrida em um jogo de futebol profissional masculino está entre 9.700 a 13.700 m. Já na modalidade feminina, as atletas correm aproximadamente 8.000 m, embora hajam registros de jogadoras de meio-campo cobrindo os 9.700 m que os homens correm. A distância total diminui no futebol juvenil, cujos jogadores jogam uma partida mais lenta e curta.

Como o futebol é jogado em vários ritmos diferentes, a distância é dividida de acordo com a velocidade. A observação geral é que o período entre a metade e o segundo terço do jogo é jogado em ritmos mais lentos e mais aeróbicos, entre o caminhar e o trotar. O restante da partida ocorre em ritmos mais elevados e mais anaeróbicos, somados a corridas laterais e de costas. Além disso, as distâncias variam por posição. Centroavantes e armadores cobrem as maiores distâncias, seguidos por alas, laterais, atacantes e finalmente os zagueiros centrais. Alguns chamam os ritmos mais lentos de *intensidades posicionais* (ir para o lugar certo do campo) e os ritmos mais rápidos *intensidades estratégicas* (fazer algo acontecer).

Jogos podem ser ganhos ou perdidos em função de arrancadas estrategicamente sincronizadas, por isso muitas equipes buscam jogadores rápidos, habilidosos e sagazes do ponto de vista tático, entendendo que a resistência pode ser melhorada com treinamento. Em geral, os arranques no futebol são de 9 a 27 m e acontecem a cada 45 ou 90 segundos. A distância total coberta por um jogador profissional em arrancadas é de 730 a 910 m, apesar de ocorrerem em partes de 9 a 27 m. Corridas intensas ocorrem a cada 30 a 60 segundos. O tempo entre essas corridas intensas é gasto andando, trotando ou ficando parado.

A carga fisiológica sobre um jogador que corre a qualquer velocidade aumenta em aproximadamente 15% quando ele está conduzindo a bola. Portanto, uma forma simples de aumentar a intensidade de qualquer atividade é fazê-la com bola. Jogos em campos reduzidos (4 x 4 ou menos) aumentam o número de oportunidades de contato com a bola e geralmente são mais intensos que os jogos em grupos maiores (8 x 8 ou mais), durante os quais o contato com a bola é menos frequente e os jogadores têm mais oportunidades de ficarem parados ou de caminhar.

Demandas fisiológicas de um jogador de futebol

Já foram feitas várias tentativas para descrever as demandas fisiológicas de um jogador de futebol. Um fator básico a se observar é a frequência cardíaca durante o jogo. Quando uma pessoa começa a trotar, sua frequência cardíaca aumenta rapidamente e depois se acomoda em um platô que permanece relativamente constante durante toda a corrida. Quando isso ocorre, a demanda de oxigênio está sendo atendida pelo suprimento de oxigênio. Quando o corredor para, a frequência cardíaca diminui rapidamente até um novo platô de recuperação, que ainda fica acima da frequência cardíaca de repouso, até que finalmente retorna ao nível de repouso. O consumo de oxigênio correspondente é demonstrado na Figura 1.2.

Em um jogador de futebol, surge um padrão notavelmente similar, e são registradas as frequências cardíacas normais (Fig. 1.3). Quando a escala de tempo é expandida, entretanto, o padrão é

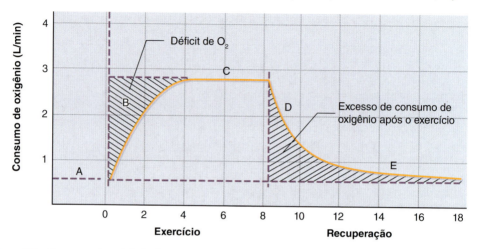

Figura 1.2 Consumo de oxigênio durante o exercício e a recuperação.

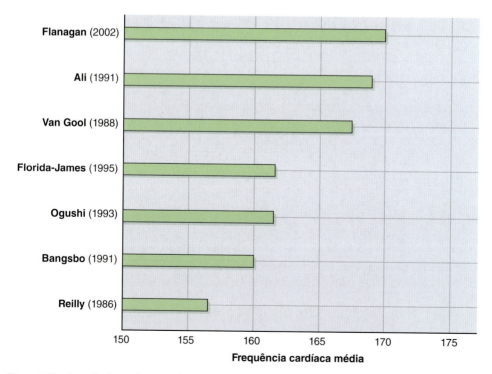

Figura 1.3 Frequência cardíaca média registrada em sete estudos de pesquisa.

muito diferente e reflete a natureza intermitente do jogo. A frequência cardíaca raramente é constante durante um jogo. Elevações breves e rápidas em resposta a corridas mais rápidas são seguidas por quedas rápidas na frequência cardíaca durante os períodos de recuperação (Fig. 1.4). A maioria dos registros demonstra que a variação típica da frequência cardíaca de um jogador profissional é de 150 a 170 bpm, com períodos acima de 180 bpm. A maioria dos jogadores trabalha em 75 a 80% de suas capacidades. Com base nas interpretações comuns da frequência cardíaca durante o exercício, o futebol é considerado um exercício aeróbico.

Quando o corpo trabalha intensamente, é produzido ácido lático, um produto do metabolismo anaeróbico. Seu acúmulo é percebido na forma de dor (queimação) nos músculos em atividade, mas o ácido lático é rapidamente eliminado durante a recuperação. Em repouso, o nível de ácido lático é de aproximadamente 1 unidade. Para a maioria das pessoas, altos níveis ficam entre 6 e 10 unidades. Atletas anaeróbicos, como lutadores e remadores, podem produzir níveis de ácido lático entre 10 e 29 unidades. O futebol não requer esse tipo de confronto anaeróbico. A maioria dos registros demonstra um nível elevado de ácido lático durante uma partida (Fig. 1.5), mas não são exagerados considerando o espectro visto nos esportes. Os valores de ácido lático se baseiam no tempo entre a última corrida intensa e o momento em que o sangue é coletado. A maioria dos pesquisadores coleta sangue em um tempo fixo (como visto na Fig. 1.5). Se já houve um certo tempo desde a última corrida intensa, a amostra de sangue pode demonstrar um nível baixo de ácido lático. Uma característica fisiológica crucial de um jogador de futebol bem treinado é a capacidade de se recuperar rapidamente após cada corrida intensa, de modo que não é surpreendente que os valores de ácido lático em jogadores de futebol pareçam ser baixos. Jogadores de futebol são capazes de eliminar rapidamente o ácido lático porque seu treinamento condicionou seus corpos a se recuperar de modo muito rápido.

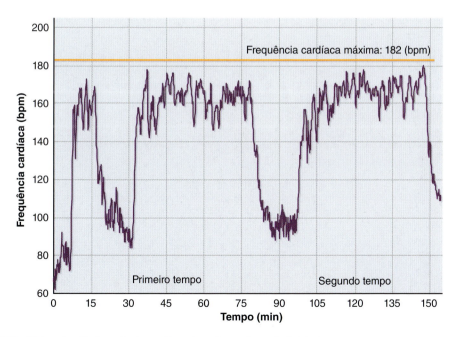

Figura 1.4 Flutuações da frequência cardíaca durante um jogo de futebol.
Cortesia do Dr. Peter Krustrup.

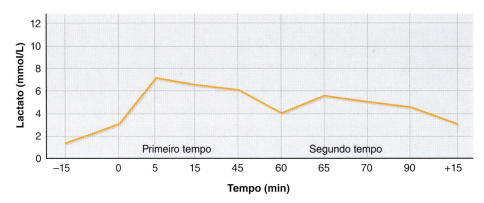

Figura 1.5 Níveis de ácido lático durante um jogo de futebol.
Cortesia do Dr. Peter Krustrup.

Entendendo a química corporal e o futebol

Para compreender as demandas do futebol, você precisa entender os princípios básicos da energia. Para realizar um trabalho mecânico, o corpo precisa de combustível, que passa por um processo químico para gerar energia. Um carro possui um tanque que abriga um tipo de combustível, ao passo que o corpo possui diversas opções de combustível em múltiplos tanques. A preferência de combustível depende de sua disponibilidade e da intensidade do exercício.

Nossos corpos precisam de energia, que podemos obter por meio da ingestão de alimentos. Tecnicamente, o corpo não fabrica energia; a energia dos alimentos é transferida para as células, para que elas desempenhem suas funções específicas. A essência do trabalho celular, incluindo a prática de exercícios, é a adenosina trifosfato, ou ATP. A estrutura básica da adenosina possui três fosfatos presos a ela. A energia é armazenada na "cola" química que mantém os fosfatos presos à molécula de adenosina. Para gerar energia, deve-se arrancar um fosfato e liberar a energia, deixando uma molécula de dois fosfatos chamada adenosina difosfato, ou ADP. As enzimas aceleram esse processo. Quando o fosfato é removido e a energia, liberada, é necessário repor os estoques de ATP reunindo energia suficiente para fixar um fosfato de volta à ADP. O corpo está constantemente utilizando e repondo ATP. A estimativa é que a quantidade total de ATP no corpo humano provavelmente encheria algo entre um copo pequeno e uma jarra. Este é o motivo pelo qual deve-se repor constantemente esses estoques. Nunca se está completamente em repouso porque o corpo sempre utiliza e repõe ATP.

A energia liberada é utilizada para muitas tarefas. Durante o exercício, a energia primariamente é utilizada para a contração muscular, um mecanismo extremamente complexo. O trabalho mecânico de um músculo atua como uma catraca. Cada giro da catraca requer energia de uma fonte química. Cada giro utiliza energia, de modo que a catraca precisa de mais energia para continuar girando.

Somente por volta de 40% da energia disponível é realmente utilizada para o trabalho celular, como a contração muscular. O restante é liberado na forma de calor. A rápida degradação da ATP durante o exercício para ativar todas as "catracas" aquece o corpo. Esse calor precisa ser dissipado de modo que não se sofra superaquecimento.

Metabolismo anaeróbico

A palavra *anaeróbico* significa "na ausência de oxigênio". O corpo tem duas formas de produzir energia de modo anaeróbico. Uma é simplesmente quebrar a ATP e liberar energia. Em caso de necessidade de mais ATP, o corpo pode pegar duas ADPs e deslizar um fosfato e sua energia de uma ADP para outro a fim de formar uma nova ATP, transformando a ADP doadora em adenosina monofosfato ou AMP. Ambos os processos são incrivelmente rápidos, mas eles esgotam o suprimento de ATP de modo igualmente rápido. Se houvesse uma atividade que utilizasse essa forma de produção de energia de modo exclusivo, ficaria-se sem energia rapidamente, causando interrupção da contração.

Após o uso, a ATP deve ser reposta. O corpo faz isso transferindo um fosfato e sua energia de outra molécula de alta energia chamada fosfocreatina (abreviada como PC ou CP) para a ADP. Esse processo fornece uma nova ATP e uma creatina livre que deve ser reabastecida com alta energia para ligar um fosfato, deixando-o pronto para uma nova transferência. Se uma pessoa tivesse de realizar uma arrancada utilizando somente essa fonte de combustível (o que nunca ocorre), a corrida duraria no máximo 10 segundos. O ciclo ATP-PC simples ocorre de modo ininterrupto a cada giro da contração muscular. Deve haver uma realimentação contínua de energia e fosfato para manter o ciclo ativo, o que é feito por meio da degradação metabólica de carboidratos (glicose) e de gorduras (triglicerídeos) durante o exercício.

Outra forma anaeróbica de produzir ATP para o ciclo ATP-PC e gerar energia é por meio da degradação química do glicogênio, a forma do corpo armazenar glicose. O glicogênio é uma longa cadeia de moléculas de glicose armazenada em vários locais do corpo. Para nossos propósitos, focalizaremos no glicogênio muscular como fonte. A glicose é uma molécula de seis carbonos que é quebrada em duas unidades de três carbonos. Nesse processo, uma quantidade suficiente de energia é gerada para reinserir uma molécula de fosfato a uma molécula de ADP, formando uma ATP. Na realidade, são produzidas quatro ATPs, mas o processo precisa de duas ATPs para ser ativado, de modo que a degradação da glicose gera duas ATPs – o que não é muito. Como o processo tem uma fonte muito maior de combustível (o glicogênio muscular) do que a jarra de suco de ATP, ele pode continuar por um tempo maior, só que não de forma tão rápida, e ao custo do acúmulo de ácido lático. Quando o ácido lático, um produto que causa dor em queimação nos músculos, é produzido de modo mais rápido que a sua eliminação, a química do tecido local se altera. Para prevenir a lesão da célula muscular, o processo metabólico é desacelerado. Esse é um dos aspectos da fadiga. Se você tivesse de realizar uma arrancada utilizando somente a degradação anaeróbica da glicose como combustível (novamente, isso nunca ocorre), estima-se que a corrida duraria aproximadamente 45 segundos antes que os efeitos químicos do ácido lático interrompessem o funcionamento das células, em uma tentativa de prevenir dano celular.

Metabolismo aeróbico

A degradação aeróbica da glicose ocorre durante o processo descrito anteriormente, com uma diferença. Na presença de oxigênio, o ácido lático não é produzido. Em vez disso, o predecessor do ácido lático move-se em um ciclo circular que elimina dióxido de carbono (aqueles seis carbonos da molécula original de glicose precisam ir a algum lugar) e diversos compostos que carregam hidrogênio (aqueles seis carbonos da molécula de glicose fixados ao hidrogênio, e eles também precisam ser tratados). Esses compostos contendo hidrogênio passam por um processo que transfere o hidrogênio por uma série de etapas até o receptor final, o oxigênio. Cada molécula de oxigênio absorve duas moléculas de hidrogênio, produzindo água. Durante essa transferência de hidrogênio, uma quantidade suficiente de energia é capturada para ser transferida à ADP, prender um fosfato, e repor a ATP gasta. Dependendo dos detalhes, o metabolismo completo de uma única molécula de glicose produz entre 35 e 40 ATPs.

Mas a glicose, um carboidrato, não é a única substância metabolizada por via aeróbica. O tecido adiposo é uma rica fonte de energia. Enquanto a glicose é uma molécula com seis carbonos, um triglicerídeo possui uma cabeça de glicerol (com seus três carbonos e hidrogênio associado) e três cadeias de ácidos graxos, com qualquer uma delas com 10 a 20 ou mais carbonos de comprimento. No metabolismo da gordura, cada cadeia de ácido graxo é cortada em segmentos de dois carbonos, que seguem uma via aeróbica similar à percorrida pela glicose para produzir energia. Lembre-se que uma molécula de glicose é dividida na metade e que cada metade passa pelo processo de produção de energia. Um triglicerídeo, por outro lado, é muito maior em decorrência de suas três cadeias longas de ácidos graxos. Se cada uma das três cadeias contém 18 carbonos e o processo se dá com unidades de 2 carbonos (e não se esqueça da cabeça de glicerol), você pode perceber que a degradação aeróbica de um triglicerídeo gera muito mais ATP do que a glicose, talvez em escala de 10 vezes ou mais, com a mesma facilidade de eliminação de produtos de dióxido de carbono e água. O problema é que o metabolismo de gorduras é o processo mais lento.

Também podemos produzir energia a partir do metabolismo aeróbico das proteínas, embora a quantidade de energia que se retira das proteínas durante o exercício seja muito pequena. A maioria das pessoas tende a ignorar as contribuições energéticas das proteínas ao exercício.

Os produtos finais do metabolismo aeróbico de carboidratos e gorduras são água e dióxido de carbono, ambos facilmente eliminados, especialmente quando comparados ao ácido lático. Em termos do tempo necessário para produzir a ATP, a degradação aeróbica da glicose e gorduras leva mais tempo do que o metabolismo anaeróbico da glicose e muito mais do que o ciclo ATP-PC. Apesar de a velocidade da produção não ser o ponto mais forte, o metabolismo aeróbico tem a capacidade de produzir energia para exercício durante um período indefinido de tempo, porque todos temos um amplo suprimento de tecido adiposo.

Energia durante o treinamento

A interação de todos esses processos metabólicos pode ser complicada. Em circunstância alguma nenhum dos processos metabólicos ou fontes de combustível estará fornecendo 100% da energia necessária para o exercício. A intensidade e a duração do exercício determinam o processo predominante de energia e combustível. A intensidade e a duração do exercício se relacionam de modo inverso: quanto mais longo o exercício, menor a intensidade; o trabalho mais curto é mais intenso. Não se pode correr uma maratona no ritmo de uma corrida de 100 metros, da mesma forma que não se participa de uma corrida de 100 metros no ritmo de uma maratona.

A Figura 1.6 ajuda a explicar essa interação. O eixo X é o tempo de exercício e o eixo Y é a porcentagem de energia produzida pelas diversas fontes de combustível. Para o exercício de duração muito curta, como uma corrida de 40 metros, a fonte primária de energia é ATP e fosfocreatina armazenadas, mas uma pequena porção da energia vem do metabolismo anaeróbico e aeróbico da glicose. Conforme a duração do exercício aumenta, até aproximadamente 4 minutos, a fonte primária de energia passa a vir do metabolismo anaeróbico da glicose, mas alguma energia continua vindo de outras vias. O exercício que dura 4 minutos ou mais é abastecido primariamente pelo metabolismo aeróbico de glicose e gorduras, com uma fração progressivamente menor de energia oriunda dos outros processos.

A quantidade de energia disponível da ATP e fosfocreatina armazenadas é muito pequena. A quantidade de energia do carboidrato armazenado é maior, mas ainda limitada. A quantidade disponível de combustível oriunda das gorduras é essencialmente ilimitada. A gordura armazenada dentro do músculo, que circunda os órgãos e que se localiza sob a pele, é muito maior do que a necessidade de qualquer pessoa para o exercício. Mas lembre-se de que se leva tempo para obter combustível a partir das gorduras. Estima-se que se a gordura fosse a única fonte de combustível para a corrida, você poderia correr somente a 50% de sua capacidade – uma caminhada ou trote lento, na melhor das hipóteses. O glicogênio muscular também é uma fonte limitada de combus-

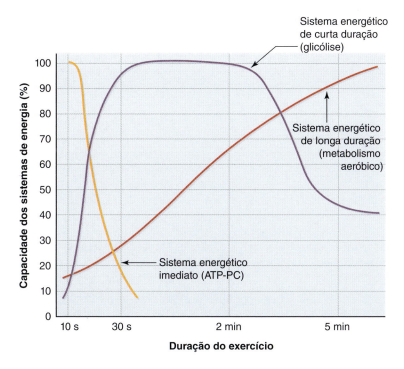

Figura 1.6 Relação entre a duração do exercício e os sistemas de energia.

tível. Alguém que corre sem glicogênio diminuirá a velocidade porque a principal fonte de combustível viria das gorduras. A maioria das pessoas esgota o glicogênio muscular nas fibras recrutadas para o exercício em aproximadamente 90 minutos. Portanto, jogadores de futebol podem esgotar suas reservas de glicogênio durante um jogo. Para compensar, os jogadores de futebol devem seguir as recomendações dietéticas para aumento de glicogênio muscular que atletas de esportes individuais sabiamente adotaram. Uma combinação de treinamento e alta ingestão de carboidratos permite que os músculos acumulem mais glicogênio, de maneira que o atleta tenha um desempenho mais elevado por mais tempo antes de esgotar suas reservas.

Aplicação no futebol

Vamos voltar ao jogo. Lembre que o futebol é um jogo de diversos tiros curtos de corrida e de episódios de trabalho anaeróbico de alta intensidade, separados por períodos de recuperação aeróbica de baixa intensidade em preparação para o próximo período de trabalho de alta energia. Durante uma arrancada, um chute, um salto, um contato ou um drible, uma quantidade de ATP é gasta e uma quantidade de glicose é utilizada para fornecer energia para o trabalho muscular. A seguir, o jogador recupera-se durante uma fase do jogo de menor intensidade (caminhada, trote, parado), durante a qual a ATP é reposta e o ácido lático eliminado. (O ácido lático é metabolizado aerobicamente, um dos motivos pelos quais se respira mais fortemente após reduzir a velocidade ou parar a corrida.) Isso prepara os músculos para o próximo período de trabalho intenso.

O tempo necessário para que o jogador esteja novamente pronto para um trabalho intenso depende da velocidade de reposição da ATP, da quantidade de ácido lático removido e de como alguns outros processos eletroquímicos conectados com a contração são completados. O que precisamos entender é que as partes importantes do jogo – as partes que definem o vencedor, aquelas corridas de alta intensidade – são abastecidas primariamente por meios anaeróbicos, e que os períodos de recuperação são feitos aerobicamente.

A recuperação é um evento aeróbico. Isso é algo que a maioria dos técnicos e jogadores esquece ou ignora. Quanto maior a capacidade aeróbica do jogador, mais rápido ele se recuperará e mais frequentemente poderá trabalhar de modo intenso, envolvendo-se mais com a disputa antes de se cansar. Um jogador com um baixo condicionamento físico levará mais tempo para se recuperar de uma arrancada antes que seja capaz de utilizar novamente aquela velocidade máxima, e provavelmente cada arrancada sucessiva será mais curta e mais lenta. As pesquisas demonstram que as melhorias em velocidade induzidas pelo treinamento não são tão grandes quanto as melhoras em resistência induzidas pelo treinamento. Esse é o motivo pelo qual a velocidade é um traço tão valioso em um jogador de futebol, porque o técnico sabe que a resistência pode ser melhorada mais facilmente do que a velocidade. Técnicos preferem jogadores rápidos que possam melhorar suas resistências, em vez de jogadores capazes de correr o dia inteiro, mas que precisam melhorar suas velocidades. Vale lembrar que o jogo atual não consiste em velocidade pura. O segredo está na capacidade de recuperação do jogador, de modo que sua velocidade possa ser utilizada com maior frequência.

Alguns estudos são capazes de praticamente prever as classificações finais de um campeonato de acordo com a capacidade aeróbica de cada equipe; daí a importância da capacidade aeróbica para a recuperação rápida. Os técnicos são adeptos da criação de sessões de treinamento para melhorar a resistência e a capacidade de recuperação. Para aumentar a intensidade, eles se utilizam de jogos em campos reduzidos, com restrições para o jogo de força (por exemplo, vários jogos de dois minutos com tempo de recuperação limitado entre cada jogo; 4 x 4 ou menos para um maior tempo de contato com a bola; ou jogos na grande área ou em uma área menor demarcada para forçar decisões rápidas, com restrições como sobrepor cada passe com um tiro de corrida). O campo menor significa menor tempo de recuperação, de modo que o corpo precisa se adaptar a recuperar-se mais rapidamente da fadiga temporária induzida por cada tiro de corrida. Para resistência, as atividades geralmente envolvem mais jogadores em um espaço maior, com restrições que forcem um ritmo mais constante de jogo por um maior período de tempo (por exemplo, atividades de 15 a 20 minutos ou de 8 x 8 jogadores ou mais, em três quartos de campo ou no campo todo, com restrições como colocar todos os jogadores na zona de ataque antes de um chute). Um jogador com melhor condicionamento aeróbico pode se recuperar mais rapidamente do que um jogador não condicionado. O jogador condicionado conquista um novo posicionamento mais rapidamente e está pronto para um trabalho de intensidade mais alta muito antes do que o jogador não condicionado.

Trotar em ritmo constante ao redor do campo ou em um parque melhora a capacidade de trotar, mas não treinará o corpo para o que é necessário na recuperação de um jogo com tanta variação de velocidade. No trote, você se recupera somente uma vez – no final. No futebol, a recuperação acontece repetidamente. Um jogador de futebol bem treinado será capaz de manter sua musculatura bem suprida de ATPs e de manter o processo ATP-PC em funcionamento, retardando a influência do ácido lático sobre a fadiga muscular local. Jogadores incapazes de repor rapidamente a ATP para o ciclo ATP-PC ficarão parados, descansando, enquanto outros jogadores correrão por cima deles, a toda velocidade.

Recrutamento das fibras musculares

Você já deve ter ouvido sobre fibras musculares de contração rápida e de contração lenta. Somos todos dotados de um mosaico de fibras musculares com características ímpares que nos tornam extremamente adaptáveis a uma grande diversidade de atividades. Em suma, as grandes fibras de contração rápida produzem grande tensão em alta velocidade, mas não conseguem manter a produção dessa quantidade de tensão por muitas contrações. As fibras menores de contração lenta produzem menor tensão em uma menor velocidade, mas podem dar sequência às contrações repetidamente. Pense novamente na descrição da energia e aplique-a ao conceito do tipo de fibra. Fibras de contração rápida produzem a maior parte de sua energia anaerobicamente (para uma rápida produção de tensão), enquanto fibras de contração lenta produzem a maior parte de sua energia aerobicamente (para contrações repetidas). A distribuição de fibras de contração rápida e lenta é determinada, em grande parte, pela genética. Embora algumas pessoas possam argumentar que um jogador de futebol deva ter mais um tipo de fibra que de outro, a maioria dos estudos demonstra que um jogador de futebol tem uma proporção 50:50. Lembre, futebol é o jogo das massas, de modo que faz sentido que nenhum fator genético predeterminado, como uma predominância de fibras de contração lenta em um maratonista ou a altura em um jogador de basquetebol, seja um requisito para jogar futebol.

Jogadoras de futebol

Grande parte do crescimento mundial do futebol se dá pela maior participação das mulheres. Apesar de as regras serem as mesmas, existem diferenças táticas sutis entre as modalidades masculinas e femininas que podem não ser evidentes para os fãs casuais. O padrão geral do trabalho é similar, mas em um menor volume e ritmo de corrida, embora algumas jogadoras de meio-campo consigam cobrir os 9.700 m que os homens atingem. Mulheres apresentam diferenças fisiológicas, como uma menor capacidade física. Essa capacidade reduzida é resultado de menor massa muscular, corações menores, menor volume sanguíneo total e menos hemoglobina. Uma mulher em um jogo com a mesma duração e tamanho de campo, correndo a mesma distância que um homem, terá de jogar a uma maior intensidade. Não é incomum que jogadoras profissionais exibam frequências cardíacas superiores às exibidas por jogadores do sexo masculino. Elas trabalham duro.

Atletas do sexo feminino apresentam outros problemas de saúde em potencial. A tríade da mulher atleta é a interação de distúrbios alimentares, disfunção menstrual e densidade óssea reduzida. Algumas atletas optam por não se alimentar de modo apropriado, o que leva a uma ruptura do equilíbrio hormonal normal que se evidencia em problemas menstruais. Uma ruptura do equilíbrio hormonal normal, especialmente de estrogênio, pode reduzir a densidade óssea. O impacto repetido do treinamento físico pode levar a fraturas por estresse, principalmente nas extremidades inferiores. Como a tríade começa com uma ingesta calórica reduzida, e possível desordem alimentar, é imperativo assegurar que as mulheres atletas consumam calorias em quantidade adequada para manter uma função menstrual normal e ossos saudáveis.

Mulheres também precisam ingerir quantidades apropriadas de ferro e cálcio. Mesmo atletas vegetarianas podem ter acesso a esses minerais com uma seleção adequada de alimentos. A Fédération Internationale de Football Association (Fifa) produziu um excelente manual sobre a atleta de futebol; veja fontes adicionais na página 207.

Nutrição e hidratação

Nosso combustível para exercícios vem dos alimentos que ingerimos. Todos temos gorduras em quantidade suficiente, mas a capacidade de armazenagem de carboidratos é limitada, o que significa que temos de repor carboidratos de modo frequente. Para movimentar-se bem, é necessário estar bem abastecido, e este combustível vem dos carboidratos. A Fifa tem um excelente manual sobre nutrição, escrito especificamente para o público leigo. Veja fontes adicionais na página 207.

No futebol, desidratação é um problema. A duração do jogo, a intensidade das corridas, as condições climáticas e a ausência de tempos técnicos contribuem para que os jogadores não tenham acesso a quantidades adequadas de líquidos durante a partida. Um pequeno déficit de líquidos, da ordem de 2% – apenas 1,4 kg de perda de líquido para um jogador de 68 kg – pode afetar negativamente o desempenho.

Os jogadores devem aproveitar as paradas normais para beber água, isotônicos ou ambos. Para manter líquidos disponíveis, os jogadores colocam garrafas de água nas proximidades do gol e das linhas laterais, e bebem durante as paradas para atendimento de jogadores machucados ou outras situações de bola fora de jogo. Como os meio-campistas centrais ficam mais longe dos limites do campo, eles têm mais dificuldades de se aproveitar das paradas, de modo que precisam fazer um esforço consciente para ir até o local onde se encontra a água, e os treinadores devem se assegurar de que os líquidos cheguem até esses jogadores durante as interrupções do jogo.

Jogadores que produzem um suor muito salgado podem preferir líquidos com sais e acrescentar mais sal a suas refeições. Estes jogadores podem ser identificados pelas camisas; neste tipo de jogador, a camisa apresenta uma substância em crosta conforme a água do suor evapora, o que é especialmente visível em camisas escuras.

Drogas e suplementos alimentares

Não podemos negar a relação entre esportes e drogas, especialmente as que melhoram o desempenho. Apesar de essas drogas parecerem endêmicas em esportes como o ciclismo, o futebol tem poucas histórias de abuso de drogas. Provavelmente isso se dá porque o futebol não se baseia em um fator específico que possa ser melhorado pelo uso de drogas, afetando o resultado, tais como esteroides anabolizantes em levantadores de peso ou a eritropoetina (EPO) em ciclistas. As estatísticas da própria Fifa demonstram um número trivial de testes positivos para drogas, sendo metade desses relativa ao consumo de drogas recreacionais, não de drogas que melhoram o desempenho.

Uma grande percentagem de atletas utiliza suplementos sem prescrição, em grande parte, desnecessários. Alguns registros demonstram que quase 100% dos atletas olímpicos em alguns esportes de certos países utilizam suplementos. O suplemento mais comum é o multivitamínico, mas este não é o ponto. A indústria dos suplementos não segue as mesmas regras de pureza exigidas pela Food and Drug Administration (FDA), relativas às indústrias de alimentos e medicamentos. Portanto, o que está no rótulo pode não ser a realidade contida no frasco.

Recentemente, o Comitê Olímpico Internacional (COI) foi a algumas lojas de suplementos e selecionou aleatoriamente produtos sabidamente utilizados por atletas. O COI testou os produtos e concluiu que quase um quarto deles poderia produzir um resultado positivo para *doping*. Nos esportes, o atleta sempre é o responsável por um teste positivo para drogas. Qualquer atleta que pensa em praticar esportes em nível universitário, internacional ou profissional, fatalmente enfrentará um teste para drogas, devendo ter muito cuidado com o que ingere.

Se o atleta consome uma dieta bem equilibrada, optando por uma ampla variedade de itens frescos e coloridos de todos os grupos alimentares, os suplementos somente enriquecerão suas urinas e esvaziarão seus bolsos. O renomado pesquisador de suplementos esportivos, Dr. Ron Maughan, da Loughborough University (Reino Unido), criou o axioma: "Se funciona, provavelmente está banido; se não está banido, provavelmente não funciona." Então, por que arriscar?

Outro problema com jogadores de futebol é que eles tendem a não ingerir líquidos suficientes entre treinos e jogos. Existem registros de que até 40% dos jogadores de uma equipe podem estar clinicamente desidratados mesmo antes de pisarem no campo.

A fórmula típica para a reposição de líquido é 720 ml de líquido por 0,5 kg de peso corporal perdido, de modo que é necessário saber o peso do atleta e checá-lo com frequência. A reposição completa não pode ser feita de uma só vez. Ela pode levar um dia inteiro. Observe a coloração da urina. Se ela parecer como uma limonada diluída, o atleta provavelmente está bem; se parecer mais com um suco de maçã, o atleta precisa de mais líquidos. Veja o manual de nutrição nas fontes adicionais (p. 207) para maiores informações.

Prevenção contra lesões

Lesões fazem parte de todos os esportes. A lesão mais comum no futebol é a contusão quando o jogador é atingido, ou quando ele cai ou sofre um contato mais forte. O local mais comum é a parte inferior, principalmente entre o joelho e o tornozelo. A maioria das contusões nos membros inferiores não leva ao afastamento de treinos ou competições. As quatro principais lesões que levam ao afastamento do atleta no futebol são as entorses de tornozelo, entorses de joelho, distensões dos músculos isquiotibiais e distensões da musculatura da virilha. Em jogadores de elite, as distensões dos músculos isquiotibiais são as mais comuns. Em categorias inferiores, as entorses de tornozelo são as principais lesões.

Existem algumas diferenças por gênero. Mulheres apresentam maior índice de lesão do ligamento cruzado anterior do joelho. Dados mais recentes sugerem que as mulheres sofrem mais concussões do que os homens. A diferença nos índices de concussão podem ser reais, ou podem ser imprecisas, considerando que mulheres tendem a ser mais preocupadas do que homens em relação a lesões na cabeça.

Bons programas de prevenção, quando substituídos por um aquecimento tradicional, reduzem as lesões comuns em cerca de um terço. A Fifa apresenta um excelente aquecimento graduado (o The 11+), que é o enfoque do Capítulo 2. Para jogadores e equipes com preocupações específicas em relação a distensões dos músculos isquiotibiais, concentrem-se nos exercícios para essa musculatura e para equilíbrio, pois esse cuidado reduz as distensões nessa região. A chave para qualquer programa de prevenção de lesões é a cooperação. Programas como o The 11+ não são um divertimento ocasional. Os jogadores devem completar esses programas a cada sessão de treinamento, além de realizar uma versão mais curta antes dos jogos.

Doenças relacionadas ao calor

Para muitos países do hemisfério norte, o futebol é um esporte que vai do outono à primavera; o verão é o período de descanso. Nos Estados Unidos, o campeonato profissional de futebol toma lugar com a temporada de beisebol, indo da primavera ao outono. Dependendo da época do ano, o futebol nos países do sul pode ser jogado em condições bastante opressivas. Todas as ligas e torneios de verão precisam planejar como lidar com jogadores que venham a sofrer de doenças relacionadas ao calor. Jogadores que sucumbem ao calor inicialmente podem demonstrar sintomas menores, como cãibras, mas esses problemas podem progredir rapidamente para casos muito mais sérios, como exaustão por calor e intermação, que é um colapso potencialmente fatal da capacidade corporal em controlar sua temperatura. Talvez você já tenha lido sobre mortes relacionadas ao calor em jogadores de futebol americano.

O corpo perde calor por radiação por meio da perda radiante de calor através de ondas de calor; convecção (como ao ficar parado na frente de um ventilador ou ar-condicionado); condução, que é o contato direto com uma superfície mais fria (como colocar uma toalha com gelo na cabeça);

ou evaporação, que é o mecanismo mais importante durante o exercício. Produção de suor não é perda de calor; a evaporação do suor é que resulta em perda de calor. Qualquer barreira para a perda de calor irá retardar a velocidade da evaporação. Duas barreiras frequentemente encontradas no futebol incluem as roupas, especialmente roupas escuras que cubram grande parte do corpo, e a umidade. As roupas utilizadas nos esportes atuais são projetadas para auxiliar na evaporação.

Sempre que jogos forem marcados em temperaturas altas e em locais de grande umidade relativa do ar, devem ser tomadas precauções para uma eficiente reposição de líquidos. Muitas ligas juvenis, particularmente no sul dos Estados Unidos, têm como regra intervalos para hidratação em cada tempo de jogo. Se esse tipo de parada não faz parte das regras, os técnicos podem pedi-lo aos árbitros, caso as condições o requeiram. O árbitro tem essa autoridade e provavelmente também aproveitará o descanso. Durante a disputa da medalha de ouro do futebol masculino nas Olimpíadas de Pequim, um intervalo para hidratação foi incluso em cada tempo do jogo, em decorrência das condições da temperatura.

Fadiga

Uma boa definição de fadiga é a falha em manter o nível de potência desejado – o atleta quer correr mais rápido e não consegue. A fadiga pode ser geral e temporária, podendo ser causada por diversos mecanismos. Por exemplo, para correr mais rápido, é preciso glicogênio. Quando os níveis de glicogênio muscular caem, o atleta caminha. O aumento das reservas de glicogênio muscular por meio de treinamento e escolha adequada de alimentos retardará a fadiga e permitirá que o atleta jogue de modo mais intenso antes de entrar em fadiga. Além disso, um amplo estoque de glicose assegura que o cérebro tenha um suprimento disponível do único combustível que pode utilizar. O cérebro também entra em fadiga. A elevação da temperatura corporal e a decorrente perda de líquidos por evaporação também são fatores a se considerar para a fadiga geral. Uma vez que a temperatura corporal afeta o desempenho, é necessário manter o nível de líquidos de modo que o corpo possa produzir suor para evaporação e perda de calor. Os atletas devem se hidratar com frequência.

A fadiga temporária é o resultado da rápida alteração e remediação da química muscular local que afeta a capacidade de contração das fibras musculares. O ácido lático contribui para a fadiga temporária. Após algumas corridas rápidas repetidas, o atleta se cansa, mas em alguns minutos o atleta se recupera e está pronto para um novo esforço. Qualquer melhora na capacidade aeróbica capacitará o atleta a realizar um número maior de arrancadas, ou corridas mais longas, antes de chegar ao quadro de fadiga temporária, uma vez que sua capacidade de recuperação rápida estará melhorada. Treinar para uma rápida recuperação minimiza os efeitos da fadiga temporária, aumentando a velocidade de remoção de ácido lático e do processo de recuperação que conjuga os processos associados à excitação do músculo com a capacidade de contração do músculo.

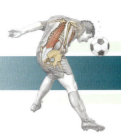

CAPÍTULO 2
O AQUECIMENTO FIFA

A Fédération Internationale de Football Association (Fifa) é o principal órgão regulador do futebol no mundo. Na Copa do Mundo Fifa de 1994, um administrador do alto escalão da entidade perguntou, casualmente: "Podemos tornar o jogo mais seguro?". Primeiro, deve-se aceitar que a participação em esportes, especialmente um esporte de contato, representa um certo risco. Jogadores se lesionam. Por outro lado, não há precauções que podem ser tomadas para diminuir os índices de lesão?

Essa questão simples se tornou o pontapé inicial para o desenvolvimento do Fifa Medical Assessment and Research Centre (F-MARC). Um dos objetivos primários do F-MARC era reduzir a incidência e a severidade das lesões no futebol. A primeira tarefa foi documentar a real incidência de lesões no nível de campeonatos mundiais. O F-MARC precisava saber quais lesões tentar prevenir. Deveriam eles se concentrar nas lesões mais severas, aquelas que resultam em maior período de afastamento? Ou nas lesões mais comuns, aquelas que afetam a maioria dos jogadores? Muitos estudos sobre lesões já existiam, mas os métodos utilizados até então eram inconsistentes, tornando comparações e conclusões quase impossíveis. O F-MARC utilizou os melhores métodos disponíveis e iniciou um programa de vigilância de lesões, começando na Copa do Mundo Fifa de 1998 e que se estende até os dias de hoje, em todos os torneios promovidos pela organização. A solidez desse programa confere ao F-MARC uma base de dados estável acerca de lesões no nível de campeonatos mundiais.

Quando o F-MARC foi organizado, a maioria dos artigos sobre prevenção de lesões não se baseava em evidências empíricas, mas em opiniões de especialistas. Antes de meados da década de 1990, somente um projeto de pesquisa experimental destinado a prevenção de lesões no futebol – um estudo sueco – havia sido publicado. Mas esse programa era tão extenso que era difícil colocá-lo em prática nos locais de treino.

A pesquisa da prevenção contra lesões é um processo de quatro etapas. Primeiro, determinar quais lesões devem ser prevenidas por meio de um programa de vigilância de lesões. Segundo, determinar o mecanismo da lesão (como ela ocorre). Terceiro, criar protocolos de prevenção. Finalmente, implementar os protocolos em um grande grupo de jogadores e observar se o índice de lesões diminui. Na prática, um grande grupo de jogadores é recrutado e em seguida dividido em dois grupos de modo aleatório. Um grupo recebe a intervenção, e o outro, não. Todas as lesões são registradas durante um período específico de tempo, e então são comparados os índices de lesão dos dois grupos.

Aquele primeiro estudo sueco registrou uma dramática redução de 75% em todas as lesões, embora, na realidade, não houvesse como lidar com o número de intervenções ou fornecer o pessoal necessário para seguir seu programa extremamente rígido. O primeiro programa de prevenção contra lesões F-MARC, conduzido com meninos europeus em idade escolar, demonstrou uma redução de um terço no índice geral de lesões, que é um nível de redução aparentemente consistente com os estudos subsequentes. Aquele foi o piloto para o programa inicial de prevenção F-MARC chamado "The 11" ("Os 11"), que consistia em 10 exercícios de prevenção, e mais 1 com foco no jogo limpo (*fair play*). (No nível de campeonatos mundiais, quase a metade das lesões em homens e entre um quarto e um terço das lesões em mulheres são causadas por jogadas faltosas.)

Um aspecto importante da prevenção de lesões é estabelecer os fatores de risco de uma lesão em particular. Os fatores de risco são classificados como fatores relacionados ao jogador (falta de habilidade, mau condicionamento físico, lesões prévias) e fatores não relacionados ao jogador (qualidade da arbitragem, condições do campo de jogo, meio ambiente). Alguns fatores, como o nível de condicionamento físico ou a falta de habilidade, são modificáveis, enquanto outros, como gênero, idade, meio ambiente e qualidade do campo de jogo, não o são. Os pesquisadores sugerem que as intervenções são bem-sucedidas na prevenção de lesões para alguns fatores modificáveis (p. ex., fortalecimento dos isquiotibiais). Mas é importante lembrar que o fator preditivo número um para uma lesão é o histórico do jogador quanto a essa lesão. Um jogador que já tenha sofrido de distensão dos isquiotibiais apresenta um risco dramaticamente maior de sofrer a mesma lesão; alguns artigos sugerem que, nesse caso, o risco é elevado em oito vezes. A conclusão óbvia, então, é prevenir a primeira lesão.

Desde o projeto sueco original, várias pesquisas sobre prevenção foram conduzidas e publicadas na literatura médica. Algumas pesquisas não eram específicas e destinadas a diminuir os índices gerais de lesões. Outras pesquisas tentaram prevenir lesões específicas. Por exemplo, em esportes coletivos, foram criados programas especificamente para prevenir entorses de tornozelo, de joelho, distensões dos isquiotibiais e da virilha. Os programas de prevenção podem ser classificados como de prevenção primária (prevenir contra a ocorrência da primeira lesão) ou prevenção secundária (prevenir contra uma lesão recorrente). Os programas que previnem contra distensões dos isquiotibiais e entorses de joelho são considerados de prevenção primária, mas ainda são efetivos na prevenção secundária, enquanto programas que previnem contra entorses de tornozelo são considerados de prevenção secundária. Até o momento, nenhum programa de prevenção foi capaz de prevenir contra a primeira entorse de tornozelo de um atleta.

A prevenção da lesão do joelho, particularmente do ligamento cruzado anterior (LCA), foi intensamente estudada. As lesões do LCA em esportes como futebol e basquetebol ocorrem entre as mulheres em um fator de proporção de 3 a 8 vezes maior que entre os homens. Esse é um problema em particular para meninas em idade escolar, mas se estende para as atletas universitárias. Não é raro que uma jogadora de futebol sofra várias lesões do LCA; quanto mais jovem a atleta no momento da primeira lesão, maior o risco de uma reincidência. Vários estudos de prevenção foram conduzidos; alguns geraram resultados impressionantes (até 70% de redução de lesões do LCA em jogadoras juvenis), enquanto outros falharam em demonstrar qualquer tipo de redução.

A chave para qualquer programa de prevenção é o comprometimento do atleta. Esses programas são altamente efetivos quando fazem parte do aquecimento regular para treinamentos e competições. Quando realizado regularmente, um programa de prevenção pode reduzir os índices de lesão do LCA. Quando o programa de prevenção é feito apenas de modo esporádico, os resultados são incertos. A maioria dos especialistas almeja um índice de 75% ou mais relativo ao comprometimento dos atletas aos programas de prevenção.

As distensões dos isquiotibiais tornaram-se um enorme problema em competições de elite. O aumento na intensidade do ritmo do jogo atual alavancou as distensões dos isquiotibiais: há 20 anos era uma lesão insignificante e hoje é uma das quatro principais lesões em jogadores de futebol profissional, por vezes a principal lesão encontrada em uma determinada equipe. Em times profissionais, não é raro observar seis ou mais distensões dos isquiotibiais em uma mesma temporada. Contudo, as pesquisas demonstram que as distensões dos isquiotibiais podem ser prevenidas, tanto a primeira como as distensões recorrentes. Quando feitos regularmente, os exercícios para os isquiotibiais, descritos na página 30, mostraram-se extremamente eficientes na prevenção de lesões por distensão dos isquiotibiais.

As distensões da musculatura da virilha são um problema específico em jogadores de futebol e de hóquei no gelo. Os jogadores em geral fazem um alongamento estático para prevenir essa complicação. O problema é não haver consenso sobre a efetividade do alongamento estático pré-exercício na prevenção de lesões em geral, muito menos sobre uma lesão específica como a distensão da musculatura da virilha. A mudança do alongamento estático para o alongamento dinâmico apresentou certo sucesso na prevenção de lesões. O alongamento estático é bom, mas a maioria dos especialistas sugere que seja feito no dia seguinte, depois da prática do esporte ou durante o relaxamento, não como parte do aquecimento pré-atividade.

A distensão da musculatura da virilha não é igual à hérnia relacionada a esportes como o hóquei no gelo e o futebol. Uma *distensão da musculatura da virilha* é uma típica tração sobre o músculo, geralmente uma lesão do músculo adutor longo. A maioria dos jogadores pode identificar o momento exato em que a lesão ocorreu. Uma *hérnia do esporte* (também conhecida como virilha de Gilmore, pubalgia de atleta ou hérnia de atleta) é uma inflamação ou ruptura do tecido conjuntivo (não uma lesão muscular da região inferior do abdome), próximo à localização de uma hérnia tradicional. Nesse caso, é impossível lembrar um evento específico que tenha causado a lesão. O jogador se queixará de dor na virilha quando realiza um arrancada ou um chute mais forte. No consultório médico, a dor algumas vezes pode ser reproduzida durante a flexão do quadril com resistência, com o paciente sentado ou deitado, ou quando o paciente tosse. Embora a vasta maioria das lesões ocorra em homens, a hérnia do esporte também pode ocorrer em mulheres. A causa exata é desconhecida, e o diagnóstico dessa lesão é um desafio clínico para o médico, pois vários outros problemas podem simular a dor.

Infelizmente, não há teste diagnóstico definitivo ou qualquer método de imagem que seja específico para uma hérnia do esporte. O hóquei no gelo conta com um programa de prevenção para essa hérnia que parece ser efetivo, mas quando foi tentada uma adaptação para jogadores de futebol profissional, os resultados foram inconclusivos, provavelmente em decorrência do baixo comprometimento por parte de jogadores e clubes. Um atleta com dor crônica na virilha deve procurar um especialista em medicina do esporte, por causa da dificuldade em se obter um diagnóstico preciso. Repouso, massagens, fortalecimento, medicamentos, entre outros, foram sugeridos, mas a dor frequentemente retorna. Um reparo rotineiro da hérnia, feito mais frequentemente na Europa que nos Estados Unidos, mostrou-se uma intervenção cirúrgica razoavelmente efetiva, mas pode não ser a solução universal.

Conforme as evidências começaram a se acumular, o F-MARC desenvolveu uma segunda versão do The 11. Na revisão, os exercícios eram progressivos, e todo o programa foi substituído por um aquecimento generalizado típico que uma equipe deve fazer antes do treinamento ou do jogo. O resultado foi o The 11+ ("Os 11+"). O The 11+ foi testado em mulheres jovens na Noruega e gerou dois grandes resultados. Primeiro, ele demonstrou uma redução geral de aproximadamente um terço das lesões. Segundo, apresentou um excelente comprometimento com o programa em virtude de seu formato revisado, o que aumentou o interesse e a participação de atletas e técnicos. Na forma de aquecimento, o The 11+ prepara os jogadores para o treino e para as competições. Como ferramenta de ensino, diversos exercícios orientam os jogadores com respeito a técnicas apropriadas para amortecer quedas, mudanças súbitas de direção e atuação como pivô. Quando o jogador "aterrissa" apropriadamente de um salto, os joelhos devem flexionar sobre os pés bem apoiados (Fig. 2.1*a*), não devendo entrar em um posicionamento em valgo (Fig. 2.1*b*). O técnico deve observar seus jogadores na realização desses exercícios e corrigir aqueles que apresentam técnicas incorretas.

Apesar de existirem diversos programas de prevenção, o The 11+ ganhou ampla aceitação e seu uso continua a crescer. Por causa de seu sucesso e foco específico sobre o futebol, os exercícios do The 11+ foram utilizados como base para o aquecimento neste capítulo. (Ver Tabela 2.1 na p. 19.) Informações adicionais sobre o The 11+, incluindo uma tabela que demonstra toda a rotina, podem ser encontradas no site http://f-marc.com/11plus/index.html. Depois que o time aprender a rotina de exercícios, todo o programa pode ser completado entre 15 e 20 minutos. Lembre que o The 11+ substitui o aquecimento do time.

As três partes do aquecimento Fifa

O aquecimento prepara gradualmente o corpo para um exercício mais intenso, o que é importante considerando que o corpo opera de modo mais eficiente quando aquecido do que quando em temperatura de repouso. Por esse motivo, o The 11+ começa com um curto período de trote.

Após esse período de trote, os jogadores passam para exercícios de força, pliométricos e de equilíbrio. Esses exercícios alongam dinamicamente os músculos, preparando-os para manobras mais explosivas dentro de campo.

Um dos propósitos de um aquecimento generalizado é preparar o corpo para a atividade seguinte. Muitos dos exercícios do The 11+ são desafiadores, mas não muito intensos. Cada exercício de corrida é feito a uma intensidade mais alta, levando o corpo para uma situação mais próxima da intensidade do treinamento regular. O ritmo dessa corrida não é acelerado, mas semelhante a um trote razoavelmente forte. O aumento da velocidade da corrida pressupõe um aumento da frequência e do comprimento dos passos. Assim, o movimento do balanço do passo ocorre mais rapidamente e o impulso exercido pelo pé de apoio é mais forte. Os músculos utilizados nas várias velocidades de corrida permanecem praticamente os mesmos, mas o cérebro comanda cada músculo ativo no sentido de trabalhar de modo mais forte, recrutando um maior número de células musculares, bem como aumentando a contração de cada célula.

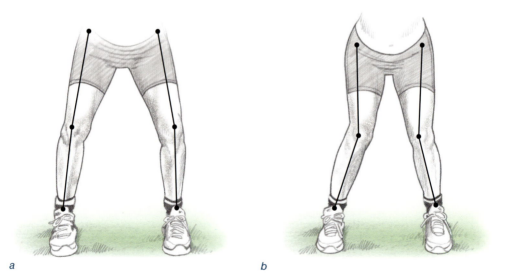

Figura 2.1 Posição do joelho na aterrissagem: *(a)* correta; *(b)* incorreta.

Tabela 2.1 A rotina de aquecimento The 11+ (os 11+)

EXERCÍCIOS DE TROTE

Número do exercício	Título do exercício	Número da página	Repetições
1	Trote para a frente	20	2
2	Trote com giro do quadril para fora	21	2
3	Trote com giro do quadril para dentro	22	2
4	Trote ao redor do parceiro	23	2
5	Trote e salto com contato do ombro	24	2
6	Trote para a frente e para trás	25	2

EXERCÍCIOS PARA FORÇA, PLIOMÉTRICOS E DE EQUILÍBRIO

Número do exercício	Nível 1	Nível 2	Nível 3	Número da página	Repetições
7	Apoio estático	Apoio com alternância das pernas	Apoio com elevação e sustentação da perna	26	2; 2 de cada perna para o banco com uma elevação e sustentação da perna
8	Apoio lateral estático	Apoio lateral com elevação do quadril	Apoio lateral com elevação da perna	28	2 de cada lado
9	Isquiotibiais – iniciante	Isquiotibiais – intermediário	Isquiotibiais – avançado	30	1
10	Apoio em uma perna segurando uma bola	Apoio em uma perna com arremesso da bola para o parceiro	Apoio em uma perna com teste do parceiro	32	2 de cada perna
11	Agachamento bilateral com postura na ponta dos pés	Agachamento unilateral com deambulação	Agachamento apoiado em uma perna	34-5	2; 2 de cada perna para o agachamento em uma perna
12	Salto vertical	Salto lateral	Salto em caixa	36-7	2

EXERCÍCIOS DE CORRIDA

Número do exercício	Título do exercício	Número da página	Repetições
13	Corrida no campo	38	2
14	Saltos longos alternados	39	2
15	Parada e mudança súbita de direção	40	2

Adaptado de The 11+, desenvolvido por F-MARC.

Trote para a frente

TROTE

Execução

Coloque entre 6 e 10 pares de cones em linhas paralelas a uma distância de 5 a 9 metros – menor para jogadores mais jovens, maior para jogadores mais velhos. (Essa configuração no posicionamento dos cones será utilizada para todos os exercícios de trote.) Se muitos jogadores estiverem participando, considere a utilização de dois ou mais conjuntos de cones paralelos. O atleta começa com um parceiro a partir do primeiro par de cones. Eles trotam juntos até o último par de cones. Na volta, os jogadores devem aumentar a velocidade da corrida de maneira progressiva. Esse exercício é feito duas vezes.

Músculos envolvidos

Primários: flexores do quadril (psoas maior e menor, ilíaco), quadríceps (vasto medial, vasto lateral, vasto intermédio, reto femoral), gastrocnêmio, sóleo

Secundários: isquiotibiais (bíceps femoral, semitendíneo e semimembranáceo), fibulares (fibulares longo, curto e terceiro), tibial anterior

Dentro de campo

Um dos propósitos do aquecimento é aumentar a temperatura corporal interna. Isso é importante porque as funções metabólicas descritas no Capítulo 1 atuam de modo mais eficiente acima da temperatura de repouso. O trote é uma forma simples de começar a elevar a temperatura corporal. Quando o atleta começa a suar, a temperatura interna está entrando na amplitude em que o metabolismo energético é mais eficiente. O The 11+ aumentará efetivamente a temperatura interna do atleta.

Trote com giro do quadril para fora

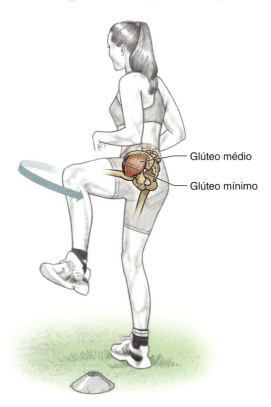

Execução

Arrume os cones na mesma configuração descrita na página anterior. Em dupla, os atletas devem caminhar ou trotar, parando a cada par de cones para elevar o joelho e rodar o quadril para fora. Alterne os lados esquerdo e direito a cada cone. Trote de volta ao início após o último cone. Faça duas séries.

Músculos envolvidos

Primários: flexores do quadril, glúteos (glúteos máximo, médio e mínimo), tensor da fáscia lata
Secundários: adutor longo, adutor magno (fibras posteriores), sartório, piriforme

Dentro de campo

Muitos técnicos e atletas acreditam que o alongamento estático melhora o desempenho e atua na prevenção contra lesões, mas evidências científicas demonstram o contrário. O alongamento dinâmico, que envolve a mobilização da articulação por toda sua amplitude de movimento, não prejudica o desempenho e demonstrou efeitos redutores nas lesões por distensão. Jogadores de futebol são propensos a lesões na virilha e podem precisar realizar alongamentos dinâmicos específicos para a virilha como parte de todos os programas de aquecimento.

Trote com giro do quadril para dentro

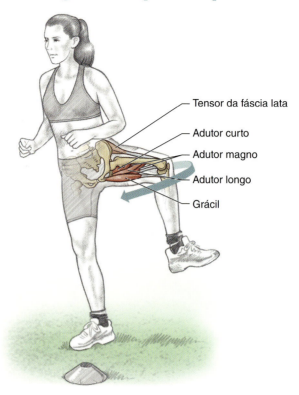

Execução

Arrume os cones na mesma configuração utilizada no exercício de trote para a frente (p. 20). Em dupla, os atletas devem caminhar ou trotar, parando a cada par de cones para movimentar o joelho para cima e para fora, antes de rodar o quadril para dentro. Alterne os lados esquerdo e direito a cada cone. Trote de volta ao início após o último cone. Faça duas séries de exercícios.

Músculos envolvidos

Primários: adutores (adutor longo, adutor magno, adutor curto, grácil), glúteo mínimo, glúteo médio
Secundários: pectíneo, tensor da fáscia lata

Dentro de campo

A maioria dos programas de flexibilidade enfatiza grupos musculares opostos. Assim, este exercício dinâmico de rotação medial irá equilibrar seu programa em relação ao exercício dinâmico de rotação lateral da página anterior. Para estes exercícios, assegure-se de que o atleta mova a coxa por toda a amplitude de movimento, terminando ou começando os movimentos nos extremos da amplitude. Estes são exercícios efetivos quando cada rotação busca ir um pouco mais além que a anterior.

Trote ao redor do parceiro

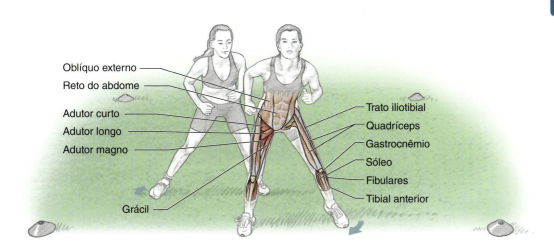

Execução

Arrume os cones na mesma configuração utilizada no trote leve para a frente (p. 20). Em dupla, os atletas correm até a primeira linha de cones, correm lateralmente e se encontram no meio. Eles perfazem um círculo completo um ao redor do outro e depois retornam aos cones. Repita a cada par de cones. Os atletas devem correr na ponta dos pés, mantendo o centro de gravidade baixo por meio da flexão de seus quadris e joelhos. Trote de volta ao início após o último cone. Faça duas séries de exercícios.

Músculos envolvidos

Primários: gastrocnêmio, sóleo, glúteo máximo, trato iliotibial (perna do impulso), adutores
Secundário: isquiotibiais, quadríceps, fibulares, tibial anterior, *core* abdominal (oblíquo externo, oblíquo interno, transverso do abdome, reto do abdome) e extensores da coluna (eretor da espinha, multífido) para controle postural

Dentro de campo

O futebol requer muitos movimentos laterais de distâncias, direções e velocidades variadas. O movimento lateral é um dos aspectos da agilidade, sendo uma característica valorizada e por meio da qual os jogadores de futebol são conhecidos. Este exercício leve prepara os jogadores para o exercício seguinte. Fazer o movimento em ambas as direções equilibra as cargas sobre os membros inferiores. Assim como todos os exercícios que envolvem movimentação, assegure-se de que seus joelhos não desloquem para dentro.

Trote e salto com contato do ombro

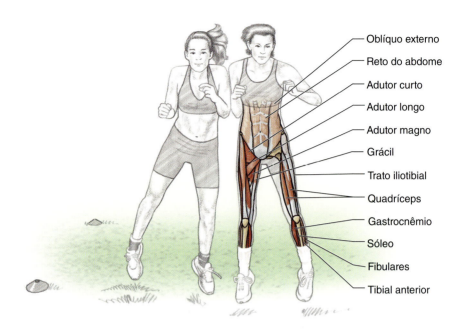

- Oblíquo externo
- Reto do abdome
- Adutor curto
- Adutor longo
- Adutor magno
- Grácil
- Trato iliotibial
- Quadríceps
- Gastrocnêmio
- Sóleo
- Fibulares
- Tibial anterior

Execução

Ajuste os cones na mesma configuração do trote para a frente (p. 20). Em dupla, os atletas correm juntos até o primeiro par de cones. Deslizam lateralmente para encontrar o parceiro no meio e saltam lateralmente na direção do parceiro para fazer contato ombro a ombro. O atleta deve aterrissar com ambos os pés e com quadris e joelhos flexionados. O jogador não deve deixar seus joelhos estenderem. Os saltos e aterrissagens dos jogadores devem ser sincronizados. Repita a cada cone. Trote de volta ao início após o último cone. Faça duas séries de exercícios.

Músculos envolvidos

Primários: gastrocnêmio, sóleo, glúteo máximo, trato iliotibial (perna do impulso), adutores, quadríceps, isquiotibiais
Secundários: *core* abdominal, fibulares, tibial anterior

Dentro de campo

Um fator-chave nas lesões do joelho, especialmente nas lesões do LCA, é o colapso do joelho no sentido medial quando o jogador aterrissa sobre o joelho estendido. Essa estranha posição aumenta a carga sobre o LCA, o que pode ser o suficiente para romper o ligamento e danificar o menisco. Muitos dos exercícios do The 11+ ensinam os jogadores a controlar os movimentos de aterrissagem e mudança súbita de direção. Isso é especialmente importante para meninas com idade a partir de 10 anos, quando começa a surgir a possibilidade de lesões do LCA. A aterrissagem deve ser suave e tranquila. O jogador deve assegurar que seus joelhos não desloquem para dentro.

Trote para a frente e para trás

Execução

Arrume os cones na mesma configuração do trote para a frente (p. 20). Com um parceiro, o jogador deve trotar rapidamente até o segundo par de cones e depois correr rapidamente de costas até o primeiro par de cones, mantendo os joelhos e quadris levemente flexionados. A seguir, deve trotar até o terceiro par de cones e voltar de costas até o segundo par de cones. Repetir os movimentos no restante do circuito. Trotar de volta ao início após o último cone. Realizar passos curtos e rápidos. Fazer duas séries de exercícios.

Músculos envolvidos

Primários: flexores do quadril, quadríceps, isquiotibiais, gastrocnêmio, sóleo, glúteos
Secundários: *core* abdominal, extensores da coluna

Dentro de campo

Este exercício é feito de modo mais rápido que os outros deste grupo. O pé da frente deve estar firmemente apoiado, assegurando que os joelhos estejam alinhados e não se desviem para dentro. O trote deve ser rápido para a frente e para trás, mantendo bom equilíbrio e postura. Apoiar firmemente a perna de impulso e correr rapidamente por dois cones. Os passos devem ser rápidos e curtos, e não "galopes". Manter a postura apropriada – quadris e joelhos flexionados – e uma ação quase exagerada dos braços.

Prancha

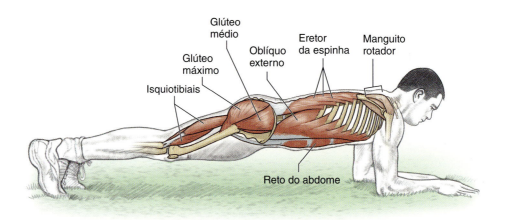

Nível 1: prancha estática.

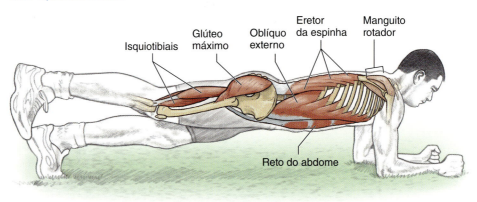

Nível 2: prancha alternada sobre os membros inferiores.

Nível 1: Prancha estática

Deitado, voltado para o chão, apoiado sobre os antebraços e os pés. Os cotovelos devem estar bem alinhados com os ombros. Eleve o corpo, suportando o peso com os antebraços. Contraia o abdome e mantenha a posição durante 20 a 30 segundos. Quando essa posição estática é mantida por tempo suficiente, o jogador o sente ao longo de toda a musculatura do *core*. A execução adequada é importante, de modo que deve-se assegurar que os cotovelos estejam bem alinhados com os ombros e o corpo esteja em linha reta da região posterior da cabeça até a região do tronco, dos quadris e dos calcanhares. Mantenha as costas imóveis, sem oscilar ou arquear. Abaixe o corpo até o chão e repita.

Nível 2: Prancha alternada sobre os membros inferiores

Acrescentar a extensão do quadril é um modo simples de tornar mais difícil este exercício básico de fortalecimento do *core*. O desafio é manter todo o corpo totalmente alinhado. Uma boa postura é crucial. Deitado, voltado para o chão, apoiado sobre os antebraços e os pés. Seus cotovelos devem estar bem alinhados com os ombros. Eleve o corpo suportando o peso com os antebraços. Contraia o abdome. Eleve a perna direita e mantenha por 2 segundos. Abaixe a perna direita e eleve a esquerda, e mantenha por 2 segundos. Continue alternando os lados durante 40 a 60 segundos. Para melhores resultados, o movimento dos membros inferiores deve ser o mais lento possível. Mantenha o corpo em linha reta. Não deixe as costas oscilarem ou arquearem. Repita o exercício em um novo período de 40 a 60 segundos.

Nível 3: Prancha com elevação e sustentação de um dos membros inferiores

Esta versão mais difícil da prancha combina exercícios isométricos (manutenção do membro inferior elevado) com movimento dinâmico (elevação e retorno do membro inferior). A sustentação do membro inferior por 20 a 30 segundos aumenta a carga sobre os extensores da coluna e do quadril. Deitado, voltado para o chão, apoiado sobre os antebraços e os pés. Os cotovelos devem estar bem alinhados com os ombros. Eleve o corpo, suportando o peso com os antebraços. Contraia o abdome. Eleve uma das pernas a 15 cm do chão e mantenha essa posição durante 20 a 30 segundos. Mantenha o corpo alinhado. Não deixe o quadril oposto abaixar e as costas oscilarem ou arquearem. Abaixe a perna, descanse um pouco e repita o exercício na outra perna. Duas séries para cada membro inferior.

Músculos envolvidos

Primários: *core* abdominal, extensores da coluna, glúteos, isquiotibiais
Secundários: estabilizadores do ombro, incluindo o manguito rotador (supraespinal, infraespinal, subescapular, redondo menor) e estabilizadores da escápula (romboides maior e menor, trapézio, latíssimo do dorso)

Dentro de campo

A prancha é um exercício básico para o fortalecimento do *core*. O atleta não deve pular os níveis 1 e 2 e ir direto para a versão mais difícil. Quando conseguir realizar o nível fácil com mínima fadiga local e desconforto, passe para o próximo nível. As versões avançadas da prancha podem ser muito difíceis se realizadas sem um treinamento preparatório.

Prancha lateral

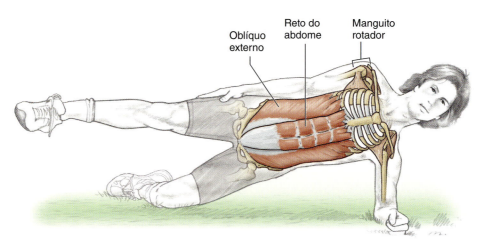

Nível 1: prancha lateral estática.

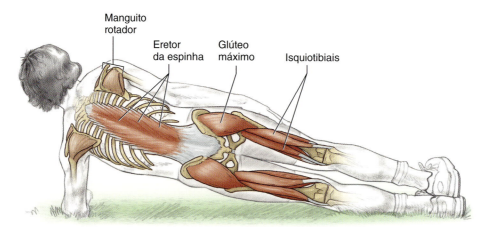

Nível 2: prancha lateral com elevação do quadril.

Nível 1: Prancha lateral estática

Deitado de lado com o joelho da perna que fica por baixo flexionado em 90°. Apoie-se sobre o antebraço e o joelho. O cotovelo do braço de apoio deve estar bem alinhado com o ombro. Eleve a perna de cima e a parte de cima do quadril até que o ombro, o quadril e o joelho fiquem em linha reta. Mantenha a posição durante 20 a 30 segundos, e a seguir abaixe o corpo e o descanse no chão. Faça uma pausa curta, troque de lado e repita. Duas séries de exercícios para cada lado.

Nível 2: Prancha lateral com elevação do quadril

O movimento adicional desta variação gera uma carga extra sobre os músculos do *core*. Deitado de lado com os membros inferiores estendidos. Apoie-se sobre o antebraço e na face lateral do pé que está por baixo de modo que o corpo fique em linha reta do ombro até o pé. O cotovelo do braço de apoio deve estar bem alinhado com o ombro. Abaixe o quadril até o chão e eleve-o novamente. Repetir por 20 a 30 segundos. Faça uma pausa curta, troque de lado e repita. Duas séries de exercícios para cada lado.

Nível 3: Prancha lateral com elevação do membro inferior

O nível 3 é mais intenso do que o nível 2. Elevar o membro inferior lateralmente é muito difícil. Deitado de lado, com os membros inferiores estendidos. Apoie-se sobre o antebraço e na face lateral do pé que está por baixo de modo que o corpo fique em linha reta do ombro até o pé. O cotovelo do braço de apoio deve estar bem alinhado com o ombro. Eleve a coxa e abaixe-a lentamente. Repita por 20 a 30 segundos. Descanse o corpo no chão, faça uma pausa curta, troque de lado e repita. Duas séries de exercícios para cada lado.

Músculos envolvidos

Primários: *core* abdominal, extensores da coluna, glúteos, isquiotibiais
Secundários: estabilizadores do ombro (manguito rotador, estabilizadores escapulares)

Dentro de campo

A prancha lateral direciona o esforço para os músculos responsáveis pelo controle lateral do *core*. Negligenciar esse grupo seria negligenciar um importante aspecto funcional do controle da musculatura do *core*. Assim como nos três níveis do exercício de prancha, não se deve iniciar pelo nível 3 sem passar pelos níveis 1 e 2. Somente quando o atleta conseguir realizar o exercício facilmente em um nível, com mínima fadiga e desconforto, deve-se progredir para o nível seguinte.

Isquiotibiais

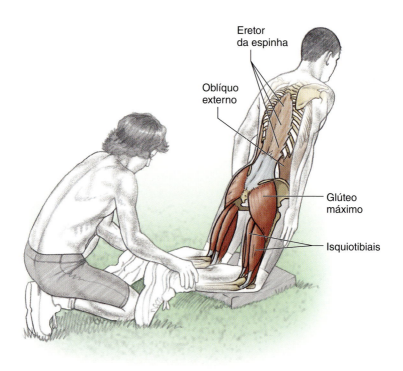

Nível 1: Isquiotibiais – iniciante

O atleta deve se ajoelhar sobre uma superfície macia. Um companheiro agacha atrás do atleta para fixar seus tornozelos no chão. O corpo do atleta deve estar completamente alinhado dos ombros aos joelhos durante todo o exercício. O atleta pode cruzar os braços à frente do tórax ou simplesmente manter suas mãos prontas para segurar o corpo na posição de apoio frontal. Incline o corpo à frente o máximo possível, controlando o movimento com a musculatura dos isquiotibiais e dos glúteos. Quando não conseguir mais manter essa posição, absorva o peso colocando as mãos no chão, em posição de apoio frontal. Completar de 3 a 5 repetições.

Nível 2: Isquiotibiais – intermediário

Faça o exercício descrito para o iniciante, mas complete de 7 a 10 repetições.

Nível 3: Isquiotibiais – avançado

Faça o exercício descrito para o iniciante, mas complete de 12 a 15 repetições.

Músculos envolvidos

Primários: isquiotibiais, glúteo máximo
Secundários: extensores da coluna, *core* abdominal

Dentro de campo

O ritmo do jogo atual aumentou drasticamente. O futebol tornou-se um esporte que combina bem com corredores de muita potência e velocidade. Conforme a tática e a habilidade evoluem, também aumentam as lesões. Nos anos 1970, distensões dos isquiotibiais eram raras. Atualmente, esse tipo de lesão está entre as quatro maiores em termos de tempo de afastamento do esporte. Alguns registros sugerem que uma equipe profissional pode apresentar até seis ou mais distensões dos isquiotibiais por temporada. Para uma distensão menos severa, o jogador pode ficar afastado por algumas semanas, mas uma lesão mais séria pode afastar o jogador por quatro meses ou mais. Em temporadas curtas, uma distensão dos isquiotibiais pode significar o fim da temporada para o jogador. Assim, as equipes devem fazer todos os esforços para prevenir distensões dos isquiotibiais. Este exercício, chamado de rosca norueguesa ou isquiotibial russo, mostrou-se efetivo na prevenção das lesões da musculatura dos isquiotibiais, especialmente em jogadores com história de lesão nessa região, devendo fazer parte de todas as sessões de treinamento. Conforme a força aumenta, deve-se aumentar também o número de repetições e tentar controlar a descida, chegando o mais próximo possível do chão. Este exercício não somente reduz o risco de distensão da musculatura dos isquiotibiais, mas também fortalece essa musculatura, o que ajuda a estabilizar o joelho e o quadril em mudanças súbitas de direção ou aterrissagens, aumentando o nível de proteção contra lesões do joelho.

Apoio em uma perna

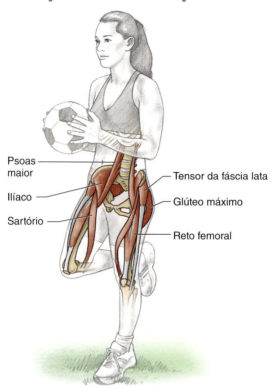

Nível 1: apoio em uma perna segurando a bola.

Nível 1: Apoio em uma perna segurando a bola

Segurar uma bola gera uma pequena distração, desviando a atenção do ato de equilibrar-se e permitindo que regiões mais subconscientes do cérebro e da medula espinal regulem o equilíbrio. Equilibre-se em uma perna. Segure uma bola de futebol com as duas mãos. Mantenha o peso corporal sobre o calcanhar do pé apoiado no chão. Tente não deixar o joelho desviar para dentro. Mantenha a posição por 30 segundos. Troque de perna e repita. Faça duas vezes para cada perna. O exercício pode ser dificultado girando a bola ao redor da cintura ou sob o joelho elevado.

Nível 2: Apoio em uma perna com arremesso da bola a um parceiro

O nível 2 deste exercício de equilíbrio acrescenta uma distração mais intensa, que consiste em reagir a uma bola arremessada por um parceiro. O jogador que recebe a bola deve olhar e acompanhar a bola arremessada; prever e reagir a essa trajetória; e ajustar posição, equilíbrio e postura do corpo antes de pegar a bola. Os atletas devem se posicionar a uma distância de 2 a 3 metros entre si. Cada um deve estar apoiado em uma só perna e segurar a bola de futebol com as duas mãos. Mantendo o equilíbrio com o abdome contraído, o atleta arremessa a bola para o parceiro. Mantenha o peso sobre o calcanhar do pé apoiado no chão. Mantenha o joelho levemente flexionado, sem deixar que desvie para dentro. O atleta deve controlar o joelho da perna de apoio sobre o pé que está inteiramente, para evitar desequilíbrios. A bola deve ser arremessada entre os dois parceiros durante 30 segundos. Trocar o apoio e repetir. Fazer duas vezes para cada perna.

Nível 3: Apoio em uma perna com teste do parceiro

O nível 3 deste exercício de equilíbrio é ainda mais desafiador. O atleta deve ficar à distância de um braço do seu parceiro, ambos apoiados em um só pé. Tentando manter o equilíbrio, o atleta deve tentar desequilibrar seu parceiro em diferentes direções. O atleta pode tentar desequilibrar o parceiro com um toque suave de uma mão ou utilizando as duas mãos, para atacar o parceiro de diferentes direções. Os atletas devem reagir rápida e apropriadamente ao contato. O atleta deve tentar manter o equilíbrio sobre o calcanhar do pé apoiado e evitar que o joelho hiperestenda. O objetivo é manter o equilíbrio e conservar o joelho sobre o pé de apoio. Mantenha o foco neste exercício, pois é facil sair um pouco de controle. Depois de 30 segundos, troque a perna de apoio. Repita duas vezes para cada perna.

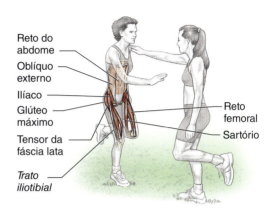

Nível 3: apoio em uma perna com teste do parceiro.

Músculos envolvidos

Primários: flexores do quadril (psoas maior e menor, ilíaco, reto femoral), extensores do quadril (glúteo máximo, isquiotibiais), tensor da fáscia lata, sartório, trato iliotibial
Secundários: *core* abdominal, extensores da coluna

Dentro de campo

Uma vez que os seres humanos adotam a postura ereta, constantemente mantemos nosso equilíbrio em uma tentativa de manter o centro de nossa massa corporal sobre nossa base de apoio. Quando o centro de gravidade está fora de um raio de conforto ao redor da nossa base de apoio, temos que reagir e corrigir, senão perdemos o equilíbrio. O equilíbrio é um processo fisiológico complexo que integra sensações de ambiente com padrões de movimento e reação coordenados pelo cérebro e pela medula espinal. Áreas especiais do cérebro comparam o movimento planejado e o movimento real antes de reagir, em milésimos de segundos. Muitas lesões de joelho ocorrem em virtude de uma resposta inadequada à perda de equilíbrio, causando um colapso do joelho. O apoio em uma perna, o agachamento (p. 34) e os saltos (p. 36) melhoram o equilíbrio e o controle do joelho durante várias atividades.

Agachamento

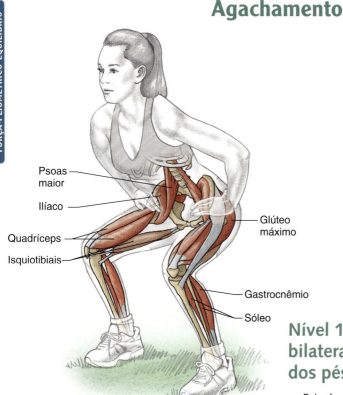

Nível 1: agachamento bilateral com postura na ponta dos pés

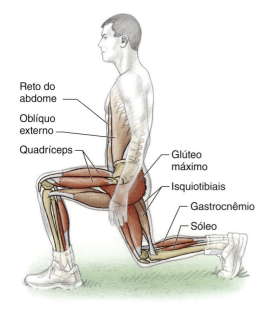

Nível 2: agachamento unilateral com deambulação.

Nível 1: Agachamento bilateral com postura na ponta dos pés

Este é o primeiro de uma série de três exercícios de dificuldade progressiva criada para aumentar a força dos membros inferiores. Em pé, o atleta se posiciona com os pés afastados. Coloque a mão nos quadris, se preferir. O movimento é semelhante ao de sentar em uma cadeira. Agache flexionando quadris e joelhos em 90°. Não deixe os joelhos desviarem para dentro. Desça lentamente e depois levante um pouco mais rápido. Quando as pernas estiverem totalmente estendidas, fique na ponta dos pés e retorne lentamente à posição inicial. Continue por 30 segundos. Faça duas séries.

Nível 2: Agachamento unilateral com deambulação

O nível 2 deste exercício estreita o foco sobre uma única perna utilizando o agachamento com deambulação. Pode ser útil que um técnico acompanhe o desempenho dos atletas de um ângulo frontal, para assegurar a técnica adequada. O agachamento unilateral com deambulação aumenta a flexibilidade dinâmica do quadríceps, flexores do quadril e virilha. O atleta fica em pé com os pés afastados. Se preferir, pode colocar as mãos nos quadris. O atleta caminha lentamente para a frente e, durante esse movimento, flexiona a perna da frente até formar um ângulo de 90° entre o quadril e o joelho e até que o joelho quase toque o chão. Não deixe o joelho da perna da frente desviar para dentro. Tente manter o corpo ereto, com a cabeça alinhada e os quadris firmes. Mantenha o joelho que está à frente sobre o pé, mas sem passar do limite dos dedos. Não deixe o joelho oscilar. O atleta deve inspirar e contrair a musculatura do *core* durante o movimento, e expirar quando levantar. Muitas pessoas fazem uma pausa breve entre cada repetição. Alterne as pernas a cada avanço (aproximadamente 10 vezes para cada perna), e a seguir trote de volta ao início do campo de treinamento. Fazer duas séries de exercícios cruzando o campo.

Nível 3: Agachamento apoiado em uma perna

O nível 3 é o mais intenso. É difícil agachar apoiado em uma só perna e manter o joelho sobre o pé apoiado ao chão. De todos os exercícios, este provavelmente é o mais difícil em relação ao controle do joelho. Um assistente técnico deve acompanhar o exercício de um ângulo frontal e alertar o atleta caso o controle do joelho não seja adequado. O atleta se posiciona ao lado de um parceiro, ambos apoiados em um só pé, segurando-se levemente um no outro para ajudar no equilíbrio. Mantendo o tronco o

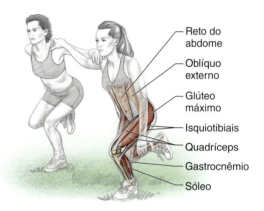

Nível 3: Agachamento apoiado em uma perna.

mais ereto possível, o atleta lentamente flexiona o joelho a até no máximo 90°. O atleta deve se concentrar para não deixar o joelho se desviar medialmente. A flexão deve ser lenta, e a extensão deve ser um pouco mais rápida, mantendo os quadris e o tronco alinhados. Repetir o exercício 10 vezes e trocar de perna. Fazer duas séries de exercícios para cada perna.

Músculos envolvidos

Primários: flexores do quadril, glúteo máximo, quadríceps, gastrocnêmio, sóleo
Secundários: *core* abdominal, extensores da coluna, isquiotibiais

Dentro de campo

Outra parte deste programa de prevenção é controlar o modo como os jogadores apoiam o pé no chão, seja após mudanças súbitas de direção ou saltos. Jogadores em risco para lesões de joelho ao apoiar o pé no chão são aqueles que o fazem rigidamente, com o membro inferior estendido. Para contrabalancear essa situação, os jogadores precisam aprender a fazer o movimento de modo mais suave, absorvendo a força do impacto com seus quadris, joelhos e tornozelos. Para apoiar o pé de modo mais suave, é necessário ter uma boa mobilidade no tornozelo, porque é difícil para os joelhos e os quadris compensarem o efeito de um tornozelo rígido, outro exemplo para a ideia de que o corpo se constitui como uma série de elos de uma corrente que precisam ser treinados juntos. O conceito é que os jogadores que aterrissam rigidamente não possuem a resistência para absorver a força do impacto.

Saltos

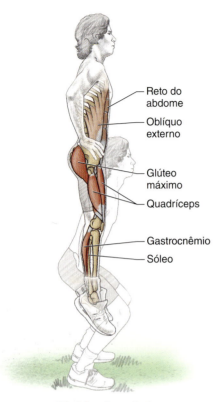

Nível 1: salto vertical.

Nível 1: Salto vertical

O atleta posiciona-se em pé com os membros inferiores afastados. Se desejar, pode colocar as mãos nos quadris. Faça o movimento semelhante ao de sentar em uma cadeira. Flexione lentamente os joelhos até um ângulo de cerca de 90° e mantenha por 2 segundos. Não deixe os joelhos desviarem para dentro. A partir desta posição de agachamento, salte o mais alto possível. Aterrisse sobre a planta dos pés, com quadris e joelhos levemente flexionados. Realize o exercício durante 30 segundos. Descanse e faça uma segunda série.

Nível 2: Salto lateral

Aterrissar de um salto sobre apenas uma das pernas é mais difícil, e o nível 2 deste exercício acrescenta também o movimento lateral. Aterrissar de um salto lateral sobre uma perna é semelhante a uma mudança de direção (corte) feita no futebol. Apesar de o exercício ser bem mais lento do que o movimento durante um jogo real, o mais importante aqui é a execução correta, e não a velocidade. O atleta deve se apoiar em uma perna com o tronco levemente flexionado para a frente no nível da cintura, com joelhos e quadris levemente flexionados. Salte 1 m em direção lateral, da perna de apoio para a perna oposta. Aterrisse suavemente sobre a planta do pé. Flexione suavemente o quadril e o joelho durante a aterrissagem e não deixe o joelho desviar para dentro. Controle o tronco para que ele permaneça estável. Pesquisas recentes demonstraram que um controle fraco do tronco precede um desequilíbrio do joelho no contato com o chão, e também que pessoas com um bom controle do tronco apresentam igualmente um bom controle do joelho.

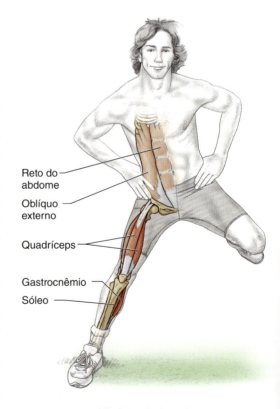

Nível 2: salto lateral.

Mantenha o equilíbrio a cada salto. Tome cuidado com erros como rotação de tronco, flexão lateral ou ambos, mesmo que leves. Além disso, também tome cuidado com as contrarreações dos braços na tentativa de manter o equilíbrio. Se o atleta tem problemas para controlar o tronco, deve reduzir a distância do salto lateral até desenvolver controle adequado. Repita o exercício por 30 segundos, descanse e faça uma segunda série de saltos.

Nível 3: Salto em caixa

O nível 3 combina movimentos laterais, para a frente e para trás, com aterrissagem sobre ambos os pés. O atleta afasta as pernas. Ele deve imaginar que há uma cruz marcada no chão e que está no meio desta cruz. Alterne saltos para a frente e para trás, para a direita e para a esquerda, e diagonalmente ao longo da cruz. Salte de modo mais rápido e explosivo possível. Os joelhos e os quadris devem ficar ligeiramente flexionados. Aterrisse suavemente sobre a planta dos pés. Não deixe os joelhos desviarem para dentro. Salte de ponto a ponto sobre a cruz mentalizada no chão, executando a técnica adequada de aterrissagem. Essa aterrissagem deve ser suave, absorvendo o choque com tornozelos, joelhos e quadris. Realize o exercício durante 30 segundos, descanse e faça uma segunda série.

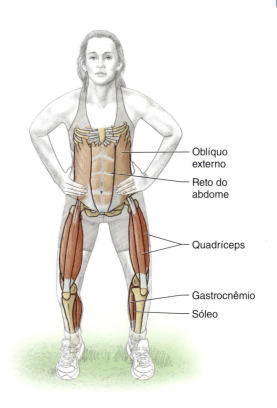

Nível 3: salto em caixa.

Músculos envolvidos

Primários: glúteo máximo, quadríceps, gastrocnêmio, sóleo

Secundários: *core* abdominal, extensores da coluna

Dentro de campo

O controle dos joelhos durante a aterrissagem é um fator-chave na prevenção de lesões. Estes três exercícios pliométricos simples treinam a aterrissagem. (Os exercícios pliométricos alongam o músculo imediatamente antes de contraí-lo.) O atleta deve aterrissar de modo suave, absorvendo a força do impacto com tornozelos, joelhos e quadris, e manter os joelhos direcionados sobre os pés, sem deixar que desviem para dentro.

O atleta não deve aterrissar com as articulações estendidas após um salto. Esse parece ser um problema comum especialmente para meninas em idade escolar. O choque da aterrissagem combinado com isquiotibiais fracos faz com que alguns jogadores aterrissem de modo tenso, duro. Esse tipo de aterrissagem pode causar um desvio anterior da tíbia, aumentando o estresse sobre o LCA. Quando os joelhos estão em posição quase estendida, os isquiotibiais ficam em desvantagem anatômica para resistir a esse deslocamento anterior da tíbia, favorecendo uma lesão do LCA. Esse desvio tibial não acontecerá se o atleta flexionar os joelhos durante o impacto; quanto maior a flexão do joelho, menor a distensão do LCA.

Corrida no campo

Execução

Corra de um lado do campo até o outro entre 75 e 80% de sua velocidade máxima. Trote levemente de volta e repita uma segunda vez.

Músculos envolvidos

Primários: flexores do quadril, quadríceps, gastrocnêmio, sóleo
Secundários: isquiotibiais, fibulares, tibial anterior

Dentro de campo

O Capítulo 1 resume as demandas físicas do futebol. Em aproximadamente dois terços do jogo, pratica-se um ritmo de trotes e caminhadas. Alguns chamam isso de *intensidades posicionais*, quando o atleta ajusta sua posição no campo em relação aos movimentos da bola e dos outros jogadores. Velocidades mais rápidas completam o outro terço do jogo. Essas velocidades mais rápidas – corridas intensas e arrancadas – foram denominadas *intensidades táticas,* quando o atleta faz um esforço concentrado para atacar ou defender. O aquecimento prepara o atleta para a sequência do treinamento, incluindo o treinamento tático para ataque ou defesa. A inclusão de uma corrida de maior intensidade é importante na preparação do corpo para os movimentos mais exigentes do jogo. Não executar essa fase de corrida rápida, passando diretamente para o treinamento de alta intensidade, será uma progressão muito rápida na intensidade do treinamento, o que aumenta o risco de lesões.

Saltos longos alternados

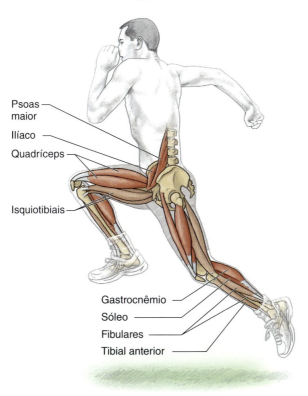

Execução

Corra com passadas longas e altas, elevando bem os joelhos e aterrissando suavemente sobre a planta dos pés. Exagere o balanço dos braços (movimentos opostos entre braços e pernas) para cada passo. Não deixe que o membro inferior da frente cruze a linha mediana vertical do corpo, ou que o joelho desvie para dentro. Repita o movimento até chegar ao outro lado do campo, corra normalmente de volta ao início e repita uma segunda vez.

Músculos envolvidos

Primários: flexores do quadril, quadríceps, gastrocnêmio, sóleo
Secundários: isquiotibiais, fibulares, tibial anterior

Dentro de campo

Qualquer um que tenha visto o treinamento de um atleta de corrida deve estar familiarizado com este exercício. O atleta deve exagerar cada passo com um impulso forçado da perna de apoio e um movimento forçado do joelho da perna que executa o balanço. O movimento da perna é auxiliado por um balanço exagerado do braço. Manter o tronco ereto e estável. Não permitir que a perna da frente cruze a linha mediana vertical do corpo. Manter o joelho alinhado sobre o pé, não deixando que ele se posicione em valgo (ver p. 17) ao apoiá-lo no chão.

Parada e mudança súbita de direção

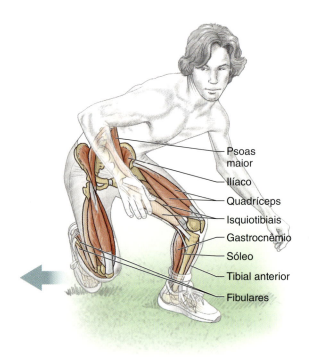

Execução

O atleta deve trotar levemente por uma distância curta (4 ou 5 passos), parar apoiando em uma perna e mudar de direção. Acelere até 80 a 90% de sua velocidade máxima por 5 a 7 passos, desacelere, pare novamente e faça uma nova mudança de direção em sentido oposto. Não deixe o joelho desviar para dentro durante as paradas. Repita o exercício até chegar ao outro lado do campo, corra normalmente de volta ao início e repita mais uma vez.

Músculos envolvidos

Primários: flexores do quadril, quadríceps, gastrocnêmio, sóleo
Secundários: isquiotibiais, fibulares, tibial anterior

Dentro de campo

Este exercício desenvolve a agilidade. Muitos pensam que os exercícios de agilidade precisam ser realizados na maior velocidade possível, mas, quando a velocidade é o foco, a forma e a postura tendem a falhar. Nesse caso, a forma e a postura corretas, associadas ao controle do joelho, são mais importantes que a velocidade. O exercício é feito rapidamente, mas não de modo a sacrificar a forma. O atleta deve apoiar firmemente o pé e absorver a força do impacto utilizando tornozelo, joelho e quadril, e então realizar uma arrancada na direção oposta.

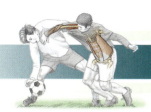

CAPÍTULO 3
BRAÇOS

A maioria dos profissionais que trabalha com preparação física já ouviu: o futebol é um jogo baseado na força das pernas. Por que um jogador de futebol, exceto talvez o goleiro, se preocuparia tanto com os braços? Pessoas com essa opinião deveriam observar cuidadosamente as fotografias de jogos em revistas ou sites de futebol e notar como tronco, ombros e braços são utilizados no futebol. Apesar de os braços não serem os "personagens principais" do jogo propriamente dito, a velocidade e a capacidade atlética dos jogadores atuais faz que o contato entre eles aumente muito, de modo que devem ser capazes de se movimentar em espaços reduzidos, que estão sendo disputados. O contato físico requer equilíbrio, e os braços estão altamente envolvidos na manutenção do equilíbrio.

As táticas atuais são uma combinação de jogo direto e posse de bola. A manutenção da posse de bola requer que o jogador seja capaz de protegê-la do adversário. O uso dos braços, contanto que dentro das leis do jogo, faz que os jogadores pareçam maiores e mais difíceis de serem atingidos, dessa maneira ajudando a manter a posse da bola. Um sistema de jogo que está ganhando popularidade é o 4-5-1, no qual uma importante característica do único atacante é a capacidade de reter e proteger a bola de modo a esperar o apoio dos meio-campistas. Um jogador capaz de manter a posse de bola de modo confiável quando está sob pressão da defesa adversária aumentará em vários minutos a posse de bola de seu time.

Se esse argumento não for suficiente para convencê-lo, observe o desenvolvimento muscular de alguns jogadores na TV quando eles tiram suas camisas após o jogo. (Se eles fizerem isso durante a comemoração de um gol, correm o risco de serem advertidos com um cartão amarelo.) Se esse é o nível de jogo que você aspira, o treinamento da resistência dos membros superiores está em seu futuro.

Anatomia do membro superior

O membro superior é dividido em três segmentos. O principal osso do membro superior é o úmero, que vai da articulação do ombro até a articulação do cotovelo. O antebraço vai do cotovelo ao punho e é formado por dois ossos, o rádio e a ulna. A mão e o punho formam o terceiro segmento. O punho possui 8 ossos e a mão possui 19 ossos.

Ossos, ligamentos e articulações

O úmero é o principal osso do membro superior. A extremidade proximal, a parte voltada para o tronco – nesse caso, a extremidade do ombro do osso –, possui uma cabeça arredondada que articula com a cavidade glenoidal. Essa é a porção esférica da articulação esferóidea do ombro, que é discutida com mais detalhes no Capítulo 4. Ao redor dessa cabeça temos áreas para a fixação de músculos do tórax e da região superior das costas. Conforme prosseguimos na direção do cotovelo, o osso é principalmente liso, com locais para a fixação muscular do deltoide e de outros músculos, antes de se alargar e formar a porção superior do cotovelo.

Os dois ossos do antebraço são a ulna e o rádio. A ulna é o osso que fica na direção do dedo mínimo, e o rádio fica na direção do polegar. Uma característica única do antebraço é sua capacidade de rodar a palma para baixo (pronar), e rodar a palma para cima (supinar). Quando o antebraço está supinado, esses dois ossos estão em paralelo; quando o antebraço está pronado, o rádio cruza sobre a ulna. O cotovelo, ou a extremidade proximal da ulna, é um gancho que envolve a superfície em formato de carretel do úmero. (Quando você aponta para seu cotovelo toca em um nó na face posterior da articulação. Esse nó é a ulna.) A extremidade proximal do rádio possui um disco côncavo plano que se articula com a extremidade convexa arredondada do úmero. Juntos, esses dois ossos se movem ao redor do úmero para flexionar (diminuir o ângulo) e estender (aumentar o ângulo) o cotovelo. A pronação ocorre quando a extremidade tipo disco do rádio roda sobre a ulna em uma posição com a palma da mão para baixo. (Um movimento semelhante ocorre próximo ao punho.) Tecnicamente, a pronação e a supinação ocorrem ao longo do antebraço, não no cotovelo. Vários ligamentos mantêm a integridade da articulação e estão envolvidos em lesões como o cotovelo de tenista e o cotovelo da liga infantil. Um ligamento rígido que se localiza entre o rádio e a ulna ajuda a manter os ossos em paralelo e alarga a área para fixação dos músculos ao longo do antebraço.

O punho e a mão são muito complexos e são mais bem visualizados em posição anatômica: palmas voltadas para a frente, com o rádio e a ulna em paralelo. O punho é formado por duas fileiras paralelas de ossos (carpos), cada uma com quatro pequenos ossos e pequenos ligamentos que conectam ambos os lados de ossos adjacentes. A fileira proximal de ossos se articula com as extremidades distais do rádio e da ulna, com o rádio maior tendo maior contato. As ações do punho são de flexão e extensão, somadas aos movimentos únicos de desvio ulnar, no qual a mão se inclina na direção da ulna (diminuindo o ângulo entre o dedo mínimo e a ulna), e desvio radial, no qual a mão se inclina na direção do rádio (diminuindo o ângulo entre o polegar e o rádio). A fileira distal do carpo se articula com os cinco metacarpos que formam a palma da mão. Cada um desses metacarpos, numerados de I a V começando no lado do polegar, possui um dedo preso a ele. Quatro dedos são formados por três falanges (proximal, média e distal), enquanto o polegar possui somente duas (proximal e distal).

Músculos

Todos os músculos possuem dois pontos de fixação. A *origem* é a extremidade imóvel; a *inserção* é a extremidade móvel. Na esmagadora maioria dos casos, a ativação de um músculo causa contração que puxa a inserção na direção da origem. O conhecimento da anatomia do esqueleto, da origem e da inserção do músculo nos diz a ação do músculo, ou o modo como os ossos se movem ao redor de articulações específicas. Os músculos do membro superior exercem seu efeito primário sobre cotovelo, antebraço, punho e dedos, mas em alguns casos eles também têm algum efeito sobre o ombro.

Músculos que atuam sobre o cotovelo

O cotovelo se flexiona e se estende. O músculo tríceps braquial (Fig. 3.1) realiza extensão. A palavra *tríceps* diz respeito às três cabeças do músculo, e *braquial* à região dos membros superiores. (A maioria dos nomes dos músculos é descritiva se você entender um pouco de latim.) A cabeça longa é o músculo do meio que se estende pela parte posterior do braço. Ela se origina logo abaixo da cavidade glenoidal. As cabeças medial e lateral se originam ao longo da diáfise do úmero. Elas se unem por intermédio de um tendão comum fixando-se ao nó que você identifica como cotovelo. Conforme o tríceps puxa sua inserção na direção de sua origem, o músculo traciona a ulna, o que leva a uma extensão do antebraço. A cabeça longa do tríceps também cruza o ombro e auxilia na extensão do ombro.

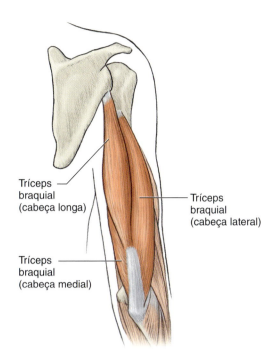

Figura 3.1 O músculo tríceps braquial.

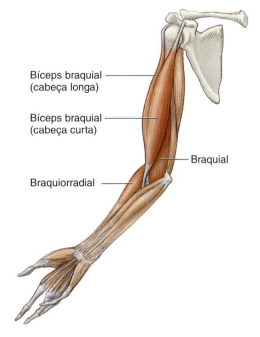

Figura 3.2 Os músculos bíceps braquial, braquial e braquiorradial.

A ação oposta à extensão do antebraço é a sua flexão. O bíceps braquial (Fig. 3.2) realiza a flexão do antebraço. A palavra *bíceps* diz respeito às duas cabeças do músculo. Ambas as cabeças se originam na escápula. Uma cabeça se origina acima da cavidade glenoidal, oposta à cabeça longa do tríceps braquial, enquanto a outra se origina na escápula, por baixo do deltoide. Essas duas cabeças se unem para formar o ventre do bíceps braquial que se insere por meio de um tendão único no rádio, fácil de se visualizar e palpar.

Um segundo flexor do antebraço abaixo do bíceps braquial é o braquial. Ele se origina ao longo da diáfise (frente) do úmero e se insere na face anterior da ulna, imediatamente após o gancho da ulna. O terceiro flexor, o braquiorradial, origina-se mais abaixo na diáfise do úmero e insere-se no rádio até a base do polegar. Esses três músculos atuam em conjunto para flexionar o antebraço.

O bíceps braquial insere-se proximalmente no rádio. Quando esse músculo se contrai, sua primeira ação é supinar o antebraço. A flexão do antebraço é sua ação secundária. Quando o antebraço está supinado, o bíceps concentra seu esforço na flexão. Mas quando o antebraço está pronado, o tendão do bíceps está ao redor do rádio, de modo que sua primeira ação é a supinação.

Com sua mão direita em pronação, coloque sua mão esquerda sobre o bíceps; sinta a contração do músculo enquanto você realiza a supinação do antebraço.

Observe que os músculos estão dispostos para trabalhar em oposição entre si – um grupo flexiona enquanto o outro grupo estende. Músculos que trabalham em oposição entre si são considerados *antagonistas*. Músculos que trabalham juntos para realizar a mesma ação são chamados de *agonistas*.

Músculos que atuam sobre o punho e a mão

A destreza da mão é uma maravilha da engenharia. Para atingir esse grau de controle motor fino, um grande número de músculos do antebraço se insere por todo o punho, a mão e os dedos. A maior parte dos músculos do antebraço (Fig. 3.3) origina-se de um tendão comum proveniente da face medial ou lateral do úmero distal. Essas são aquelas pequenas protuberâncias em cada lado do seu cotovelo. Os tendões do antebraço passam sob um tecido tendinoso rígido, chamado de retináculo, que envolve seu punho como uma munhequeira.

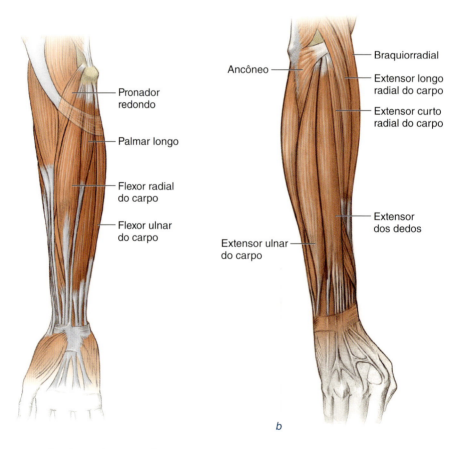

Figura 3.3 Músculos do antebraço: (*a*) flexores; (*b*) extensores.

Os músculos que realizam a flexão se originam na protuberância medial e se encontram na face anterior do antebraço. Os extensores se originam principalmente na protuberância lateral e se estendem pela face posterior do antebraço. Existem diversos músculos mais profundos. A maioria dos músculos do antebraço recebe seu nome de acordo com sua ação (flexor ou extensor), localização (face ulnar ou radial) e inserção (carpal [punho], dos dedos, do polegar, do indicador ou do dedo mínimo). Se os músculos contraídos têm *radial* no nome, há um desvio radial. Músculos que tenham *ulnar* no nome realizam desvio ulnar. O excesso de pequenos músculos intrínsecos da mão auxilia todos esses músculos e também realiza outras ações como afastamento dos dedos e movimentação do polegar.

Os músculos que realizam a flexão do punho são o flexor radial do carpo, o palmar longo e o flexor ulnar do carpo. Os músculos que fazem a extensão do punho são o extensor radial longo do carpo, extensor radial curto do carpo e o extensor ulnar do carpo. Os músculos que flexionam os dedos são o flexor superficial dos dedos, o flexor profundo dos dedos e o flexor longo do polegar. Os músculos que estendem os dedos são o extensor dos dedos, o extensor do dedo mínimo, o extensor do indicador, o extensor longo do polegar e o extensor curto do polegar.

Mergulho

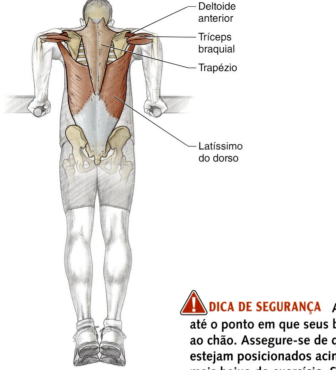

⚠️ **DICA DE SEGURANÇA** Abaixe seu corpo somente até o ponto em que seus braços estiverem paralelos ao chão. Assegure-se de que seus cotovelos não estejam posicionados acima dos ombros no ponto mais baixo do exercício. Se o exercício for realizado corretamente, você sentirá um leve alongamento na frente dos ombros.

Execução

1. A maioria dos aparelhos de musculação possuem apoios para o mergulho. Ajuste a altura dos apoios de modo que seus pés não toquem o chão ao final da descida.
2. Segure-se nas barras. Impulsione o corpo para cima e estenda seus cotovelos de modo que seus braços fiquem retos.
3. Abaixe lentamente seu corpo até que seus antebraços estejam paralelos ao chão. Mantenha a postura correta, e mova a coluna em uma trajetória reta e vertical.
4. Interrompa o movimento no nível mais baixo e depois realize o movimento contrário, empurrando seu corpo para cima até que os cotovelos estejam totalmente estendidos. Eleve o corpo utilizando os braços; não empurre com os pés. Seus pés estão apoiados somente para efeito de suporte e equilíbrio.

Músculos envolvidos

Primários: deltoide anterior, latíssimo do dorso, tríceps braquial
Secundários: peitoral maior, peitoral menor, trapézio, braquiorradial

Dentro de campo

O mergulho trabalha a musculatura do tríceps e dos ombros. Apesar de o futebol se concentrar na parte inferior do corpo, geralmente o contato e a disputa com o adversário devem ser resistidos com o uso de braços e ombros. O jogador que não fortalece os membros superiores durante o treinamento estará em desvantagem durante o contato físico. Jogadores com a posse da bola geralmente usam os braços para manter o adversário a distância. Tenha cuidado no uso dos braços durante esse tipo de contato. O árbitro pode marcar falta se o braço se mover em direção horizontal ou acima dela.

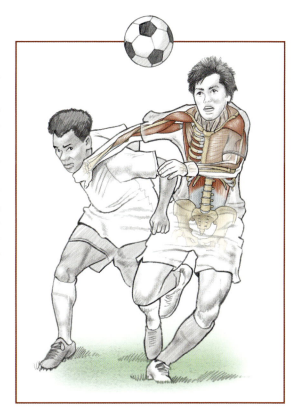

VARIAÇÕES

No campo, você pode realizar uma variação do mergulho clássico. Use dois bancos estáveis, um para suas mãos e outro para os pés. Abaixe seu corpo na direção do chão, movendo a coluna em linha reta até que seus antebraços estejam paralelos ao chão. Interrompa o movimento e depois realize o movimento inverso, empurrando seu corpo para cima. Você também pode fazer o mergulho colocando suas mãos sobre duas bolas de futebol. A profundidade do mergulho será menor porque as bolas não são tão altas como os bancos. A manutenção da estabilidade sobre bolas adiciona uma dimensão de equilíbrio reativo, pelo movimento das bolas.

Rosca para bíceps com banda elástica

Execução

1. Este exercício pode ser feito em pé ou sentado. Escolha uma banda elástica com o nível apropriado de resistência para você: leve (bronze, amarelo), moderado (vermelho, verde), intenso (azul, preto) ou super-intenso (prata, ouro). Você pode precisar testar várias bandas para determinar qual a melhor resistência.
2. Fique em postura ereta, com os pés afastados aproximadamente até a linha dos ombros.
3. Segure uma extremidade da banda elástica em cada mão, passando a banda por sob seus pés.
4. Faça um movimento tradicional de rosca flexionando seus cotovelos. Retorne à posição inicial estendendo lentamente os antebraços. Você pode utilizar os dois braços em um movimento único ou flexionar um braço de cada vez. Mantenha a postura ereta. Não flexione tronco, quadril ou joelhos durante o exercício.
5. À medida que sua força aumentar, faça mais repetições com a mesma banda, encurte a banda para aumentar a resistência ou troque para uma banda com maior resistência.

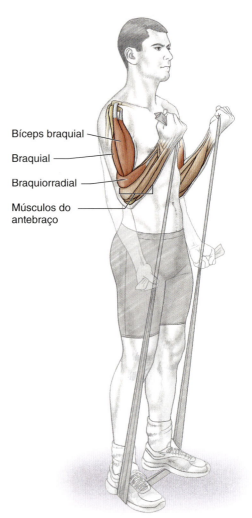

⚠️ **DICA DE SEGURANÇA** Se acontecer de você arquear as costas, desenvolver um movimento de balanço em ambas as direções ou usar as costas para ajudar a executar o movimento, provavelmente você está utilizando uma resistência exagerada. Reduza o grau da resistência.

Músculos envolvidos

Primários: bíceps braquial, braquial, braquiorradial
Secundários: músculos do antebraço (principalmente flexores do punho e dos dedos, incluindo flexor radial e ulnar do carpo, palmar longo, flexor superficial e profundo dos dedos e flexor longo do polegar) para segurar a banda

Dentro de campo

Melhorar o nível da força durante o treinamento pode ser difícil. Flexões de tronco são excelentes para o fortalecimento de ombros e extensores do antebraço. O treinamento dos flexores do antebraço é mais difícil, mas ainda assim é necessário para que se alcance um equilíbrio muscular no braço. Na ausência de uma barra para flexões, é preciso um pouco de criatividade. Bandas elásticas são muito versáteis e acessíveis, e podem ser utilizadas para treinar a grande maioria dos grupos musculares importantes. Bandas elásticas possuem diferentes graus de resistência, geralmente indicados pela cor da banda. O uso de uma banda mais curta que deva ser esticada pode aumentar ainda mais a resistência. Um técnico criativo poderia utilizar este exercício como uma das estações em um circuito de várias atividades.

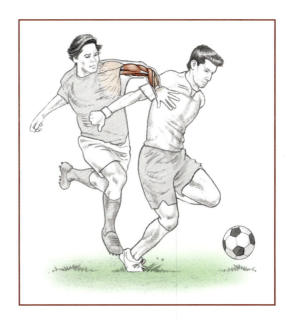

VARIAÇÃO
Rosca para bíceps com haltere

A rosca para bíceps com haltere trabalha os mesmos músculos primários, mas permite ações adicionais de pronação e supinação. Você pode levantar o haltere em uma posição supinada (palma para cima) e abaixar na posição pronada (palma para baixo). Quando todo o movimento da rosca é feito com o antebraço em pronação (palma para baixo), o bíceps é menos envolvido, transferindo uma maior carga de trabalho para o braquial e o braquiorradial. Sentar em uma bola de estabilidade acrescenta a dimensão de equilíbrio não encontrada quando se utiliza um banco estável.

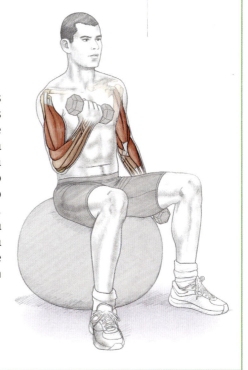

Polia para latíssimo do dorso

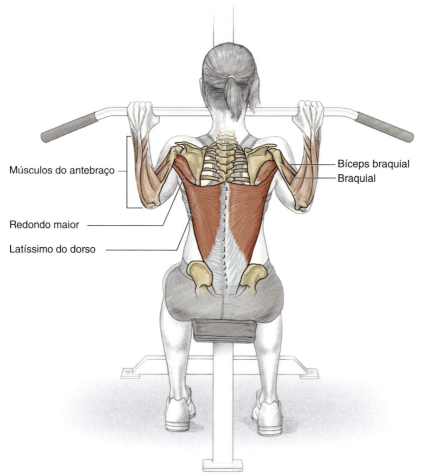

Execução

1. Sente-se em uma máquina de polia alta com o assento ajustado para seu tamanho corporal. Ajuste o assento de modo que suas coxas fiquem estáveis. Isso o manterá sentado durante todo o exercício.
2. Segure as extremidades da barra longa. Seguindo os cotovelos, flexione-os para começar a puxar a barra até um nível abaixo de seu queixo enquanto você aproxima suas escápulas. Continue a puxar a barra para baixo.
3. Retorne lentamente o peso à posição inicial.

⚠️ **DICA DE SEGURANÇA** O modo antigo de executar este exercício era puxar a barra por trás do pescoço, mas esse movimento pode aumentar o estresse sobre o pescoço e agravar problemas de ombro. É fácil deixar-se levar pelo momento do exercício, mas é imprescindível fazer uma breve pausa ao final de cada movimento.

Músculos envolvidos

Primários: latíssimo do dorso, redondo maior

Secundários: bíceps braquial, braquial, músculos do antebraço para segurar a barra

Dentro de campo

Apesar de ser contra as regras utilizar o braço hiperestendido para segurar um adversário, seus braços e ombros ainda devem ser fortes para resistir a um adversário em espaços apertados. Quando o jogador dribla em espaços curtos, ele utiliza os braços para se equilibrar e manter distância dos adversários. A combinação dos músculos dos braços e ombros permite isso. Observe atentamente os atacantes do futebol moderno. Eles possuem uma musculatura de braços e ombros bem definida e desenvolvida. Para algumas máquinas que utilizam um sistema de polias, o atleta se ajoelha e fica voltado de frente para o aparelho. Conforme sua força melhora e a resistência aumenta, pode ser preciso um parceiro para ficar atrás e segurar seus ombros, impedindo que o atleta saia do banco.

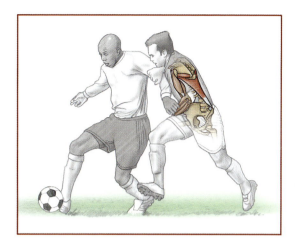

VARIAÇÃO

Flexão de tronco com barra

Coloque uma barra em um apoio para pesos em altura suficiente para que você possa se encaixar abaixo dela com os pés apoiados sobre um banco. Segure por baixo da barra com suas mãos afastadas e niveladas na altura dos ombros. Puxe seu corpo na direção da barra, a seguir estenda seus braços para retornar à posição inicial. Este é um tipo de flexão de tronco invertida, que também trabalha a musculatura do latíssimo do dorso. Assegure-se de que seu corpo fique em linha reta ao executar o movimento. Contraia também o abdome.

Extensão do tríceps na posição sentada

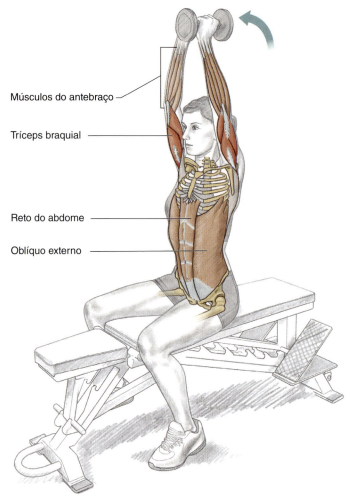

Músculos do antebraço
Tríceps braquial
Reto do abdome
Oblíquo externo

⚠️ **DICA DE SEGURANÇA** A postura é importante. Mantenha a cabeça alinhada com a coluna. Mantenha os cotovelos em posição fixa e não deixe os ombros abaixarem para ajudar a levantar o peso.

Execução

1. Sente-se em uma cadeira de encosto curto ou em um banco sem apoio. Afaste suas pernas com os joelhos flexionados e os pés bem apoiados no chão.
2. Segure um haltere na posição vertical, passando as duas mãos ao redor da parte interna de uma das extremidades do haltere.
3. Eleve seus cotovelos na direção do teto. Flexione os cotovelos de modo que o peso fique por trás da cabeça. Mantenha os cotovelos próximos aos ouvidos.
4. Estenda seus antebraços até que estejam em extensão total.
5. Abaixe lentamente o peso de volta à posição inicial. Mantenha uma boa postura, com as costas eretas durante o exercício.

Músculos envolvidos

Primário: tríceps braquial
Secundários: *core* abdominal (oblíquo externo, oblíquo interno, transverso do abdome, reto do abdome), extensores da coluna (eretor da espinha, multífido), músculos do antebraço para segurar a barra

Dentro de campo

A despeito do grande tamanho do campo de futebol (geralmente 100 x 64 m), os adversários poderão se encontrar em espaços curtos frequentemente em qualquer local do

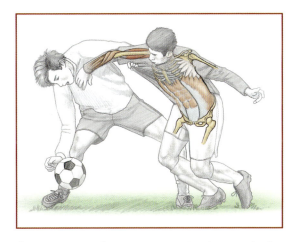

campo. Apesar de a elevação vertical do braço durante um confronto estar passiva de ser apitada pelo árbitro, a angulação dos braços na direção do chão e sua manutenção em contração quase isométrica podem dificultar a aproximação do adversário e uma eventual roubada de bola. O foco do futebol pode estar nos membros inferiores, mas os braços desempenham um papel constante na definição de quem vai roubar ou manter a posse de bola.

VARIAÇÃO

Extensão do braço para trás

Uma variação é a popular extensão do braço para trás com haltere. Ajoelhe-se em um banco e incline-se para a frente até o tronco ficar paralelo ao chão. Segure o haltere com o braço oposto ao do joelho apoiado de modo que seu braço fique paralelo ao tronco, e estenda o antebraço ao máximo.

Outra opção é ficar em pé com o tronco flexionado à frente, com o peso na mão oposta à perna posicionada à frente. Aumente a estabilidade apoiando a outra mão sobre o joelho da frente.

Extensões de tríceps em posição sentada podem ser mais intensas e desafiadoras se você se sentar em uma bola de estabilidade grande. Desse modo, você será obrigado a reagir às oscilações da bola durante a execução do exercício. Outra alternativa é realizar extensões de tríceps em uma máquina de polia alta com cabo. Fique voltado contra a máquina e use ambas as mãos para segurar o cabo sobre sua cabeça. Estenda seus cotovelos.

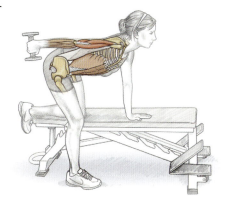

Extensão do tríceps em pé

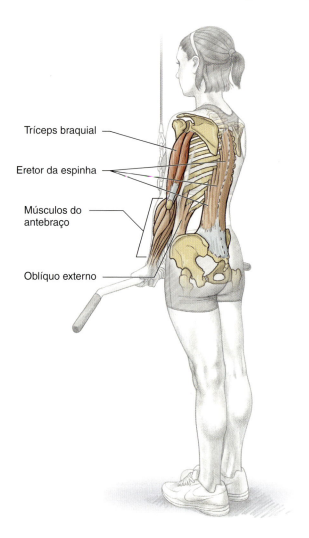

Execução

1. Fique voltado de frente para a máquina. Segure a barra com as palmas das mãos voltadas para cima e afastadas aproximadamente na linha dos ombros.
2. Mantenha os cotovelos próximos ao corpo conforme você leva seus antebraços em extensão total.
3. Segure a barra brevemente em extensão total antes de retornar lentamente à posição inicial.

Músculos envolvidos

Primário: tríceps braquial
Secundário: *core* abdominal, extensores da coluna, músculos do antebraço para segurar a barra

Dentro de campo

Alguns esportes, como o futebol americano, privilegiam a massa, enquanto outros, como o basquete e o voleibol, favorecem a altura. O futebol é um jogo democrático, pois não requer nenhuma dimensão corporal particular para que se possa jogar e aproveitar o jogo. O jogador de futebol típico se encontra próximo a altura e peso normais para sua idade e gênero. É raro observar jogadores muito musculosos, em especial nos membros superiores. Mas negligenciar o fortalecimento dos membros superiores significa colocar-se em desvantagem durante disputas físicas.

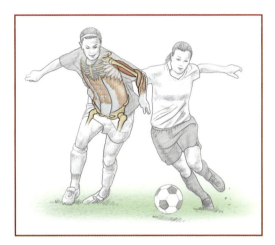

VARIAÇÃO
Extensão reversa

Fique em pé de frente para a máquina de polia alta. Segure a barra com as palmas voltadas para cima. Execute o mesmo movimento. Esta variação trabalha os mesmos músculos, mas com recrutamentos diferenciados.

Rosca para bíceps com barra

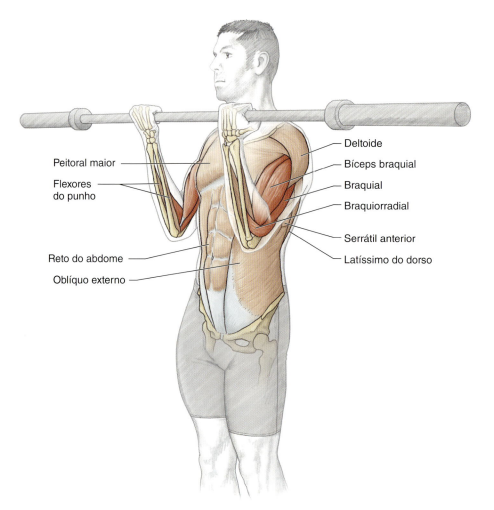

Execução

1. Fique em pé em postura ereta com os pés afastados aproximadamente na linha dos ombros e uma barra em sua frente.
2. Segure a barra com as palmas das mãos voltadas para cima.
3. Eleve a barra flexionando o antebraço e movendo o peso na direção dos ombros. Levante a barra ao longo de toda a amplitude de movimento. Faça uma pausa breve e lentamente volte à posição inicial.

⚠️ **DICA DE SEGURANÇA** Mantenha o corpo alinhado e a coluna em posição neutra. Mantenha o movimento sob controle – não se deixe levar pelo momento.

Músculos envolvidos

Primários: bíceps braquial, braquiais e braquiorradiais
Secundários: flexores do punho (flexor radial e ulnar do carpo, palmar longo), estabilizadores do tronco (*core* abdominal, eretor da espinha) e ombros (deltoide, supraespinal, infraespinal, subescapular, redondo menor, latíssimo do dorso, peitoral maior), estabilizadores escapulares (serrátil anterior, romboide maior e menor, trapézio médio)

Dentro de campo

Durante o jogo no campo, os braços são utilizados principalmente para manter o adversário distante da bola ou para obter ligeira vantagem durante uma corrida emparelhada com um adversário, conforme permitem as leis do jogo, é claro. Essas ações geralmente não necessitam da flexão do antebraço. Entretanto, não seria lógico focalizar o treinamento de força unicamente nas ações específicas do jogo e ao mesmo tempo negligenciar os músculos antagonistas. Isso levaria a desequilíbrios musculares, que não são aconselháveis para a função muscular e articular ideais.

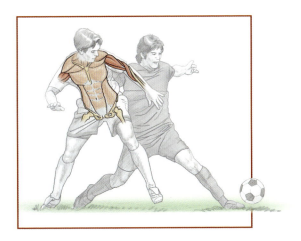

VARIAÇÃO
Rosca para bíceps na máquina

As máquinas trabalham os mesmos músculos primários. Sente-se na máquina. Ajuste o assento de modo a poder alcançar a barra em postura ereta e com os pés bem apoiados no chão ou na plataforma de apoio da máquina. Com o peso abaixado, segure a barra ou o cabo com as palmas das mãos voltadas para cima. Levante o peso flexionando o antebraço e movendo o peso na direção dos ombros. Levante o peso ao longo de toda a amplitude de movimento. Faça uma leve pausa e lentamente retorne à posição inicial.

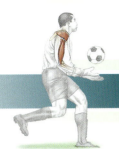

CAPÍTULO 4
OMBROS E PESCOÇO

Em um esporte como o futebol, a atenção recai sobre as extremidades inferiores, as pernas. Jogadores de futebol movimentam e realizam grande parte de suas habilidades com a bola utilizando os membros inferiores. Geralmente, jogadores que decidem acrescentar o treinamento de resistência a seus programas focalizam somente os membros inferiores, mas essa é uma visão estreita. Cada parte do corpo acima dos membros inferiores é recrutada durante o jogo para prevenção de lesões, manutenção de equilíbrio e de espaço, aumento de velocidade, geração e transferência de força, manutenção do espaço, realização de arremessos, e muito mais.

Ao decidir complementar seu treinamento com bola, lembre-se de que é necessário treinar todo o corpo, e não somente os membros inferiores. Desequilíbrios dentro e entre as várias regiões do corpo podem prejudicar o desempenho e mesmo aumentar o risco de lesões. Um jogador mais bem condicionado fisicamente de maneira global será capaz de retardar a fadiga e atuar de modo mais intenso por mais tempo em um jogo, aumentando suas chances de afetar o resultado do jogo. O jogador mais bem condicionado também é mais resistente a lesões, e em equipes com poucos jogadores reservas, manter a saúde dos jogadores é um dos principais motivadores para um treinamento complementar.

Anatomia da articulação do ombro

Uma articulação é definida pelo local de união de dois ou mais ossos. Os três principais tipos de articulações são imóvel, levemente móvel e livremente móvel. Exemplos de articulações imóveis são os ossos do crânio adulto e as articulações entre os três ossos que formam cada lado da pelve. Exemplos de articulações levemente móveis são aquelas em que as costelas se conectam ao esterno. Articulações livremente móveis são aquelas que a maioria das pessoas entende como articulação – ombro, cotovelo, joelho, tornozelo e outras –, e existem diferentes tipos de articulações livremente móveis. Duas das lesões mais comuns sofridas por jogadores de futebol danificam a integridade articular de tornozelo ou joelho.

A articulação livremente móvel típica está envolta em uma camada de tecido conjuntivo chamada *cápsula sinovial*. Espessamentos desta cápsula em localizações específicas formam os ligamentos. Ligamentos conectam ossos a ossos, e tendões conectam o músculo ao osso. A maioria dos ligamentos é extra-articular, ou seja, localiza-se fora da cápsula articular que circunda os dois ossos. As notáveis exceções são os ligamentos cruzados anterior e posterior, que são intra-articulares e são encontrados dentro da cápsula articular do joelho. (Saiba mais sobre o joelho no Capítulo 8.)

O braço está conectado à porção central do esqueleto, chamada esqueleto axial, por meio do que parece ser uma disposição bastante simples, mas que possui uma função geral complexa. O úmero, o osso do braço, articula com a cavidade glenoidal, a superfície mais plana da escápula que é aprofundada por uma cúpula cartilaginosa chamada lábio glenoidal. A escápula localiza-se sobre alguns músculos profundos das costas e pode deslizar e rodar um pouco ao redor da superfície curva das costelas. Mas sua única conexão com o esqueleto axial é feita por meio da clavícula, que se articula com o esterno. Dessa forma, o que vemos são três articulações distintas: a articulação esternoclavicular (clavícula ao esterno), a articulação acromioclavicular (clavícula a uma porção específica da escápula, o ponto ao alto de seu ombro) e a articulação glenoumeral (a cavidade glenoidal plana na escápula à cabeça arredondada do úmero). Você pode ouvir falar de uma articulação escapulotorácica entre a escápula e as costelas, embora não haja articulação óssea direta entre essas duas estruturas.

Os ligamentos da articulação esternoclavicular são bastante fortes, e essa articulação não é lesionada com frequência na prática do futebol. A articulação acromioclavicular possui diversos ligamentos tanto para estabilidade como para mobilidade que podem ser lesionados durante um jogo de futebol, principalmente após um impacto direto sobre a parte superior do ombro (p. ex., queda sobre a ponta do ombro). A articulação glenoumeral é a articulação mais móvel do corpo, um impressionante feito da engenharia biomecânica. A cápsula articular se espessa em vários ligamentos glenoumerais distintos. Essa articulação luxa com maior frequência quando o braço é hiperestendido e forçado para outra direção, geralmente para trás, levando a uma luxação posterior ou anterior do úmero.

A *luxação do ombro* ocorre na articulação glenoumeral. A s*eparação do ombro* ocorre na articulação acromioclavicular.

O corpo é dividido em três planos. O plano frontal divide o corpo nas partes anterior e posterior, o plano sagital divide o corpo nas partes direita e esquerda, e o plano transverso divide o corpo nas partes superior e inferior. Todos os movimentos do ombro são descritos de acordo com o plano no qual o movimento ocorre. Como a articulação mais móvel do corpo, o ombro se move em todos os três planos e é capaz de realizar diversos movimentos distintos (ver Tab. 4.1).

Mobilidade é uma coisa boa, mas também aumenta o potencial de lesão. No futebol, colisões e quedas causam a maioria das lesões da extremidade superior e cíngulo do membro superior. Um jogador com musculatura de ombro forte será capaz de reagir e suportar o impacto de forma a proteger essa região.

Tabela 4.1 Movimentos do ombro

Plano	Movimento	Descrição
Frontal	Flexão	Braço elevado à frente do corpo
	Extensão	Braço abaixado na frente do corpo, continuando além do tronco
Sagital	Abdução	Braço elevado lateralmente
	Adução	Braço abaixado de volta à região lateral
Transverso	Rotação medial	Úmero rotado na direção da linha média do corpo; mais bem visualizado pela flexão inicial do cotovelo
	Rotação lateral	Úmero rotado para longe da linha média do corpo; mais bem visualizada pela flexão inicial do cotovelo
	Adução horizontal	Primeiro o braço é abduzido lateralmente e depois movido horizontalmente na direção da linha média
	Abdução horizontal	O braço é elevado na frente do corpo e depois movido horizontalmente se afastando da linha média
Multiplanar	Circundução	Braço mantido em paralelo ao chão e movido em um amplo círculo (incorpora todos os movimentos do ombro)

Músculos do ombro

A maioria dos músculos do ombro se prende à escápula. Conforme destacado no Capítulo 3, um músculo possui dois pontos de fixação. Em geral, a *origem* está na extremidade imóvel, enquanto a *inserção*, na extremidade móvel. Na maioria dos casos, quando um músculo é estimulado e contrai, ele puxa a inserção na direção da origem. A maioria dos músculos cruza uma articulação, de modo que sua ação ocorre sobre aquela articulação específica, mas quando um músculo cruza duas articulações, ele pode exercer efeito sobre ambas as articulações. Quando você consegue visualizar a origem e a inserção de um músculo, você pode deduzir sua ação.

Deltoide

O grupo muscular deltoide (Fig. 4.1) forma a cobertura da articulação do ombro. Existem três músculos distintos: o deltoide anterior na direção frontal, o deltoide lateral no meio e o deltoide posterior na direção posterior. O deltoide anterior se origina na clavícula; o deltoide lateral se origina no processo acromial da escápula (o ponto no topo do ombro); e o deltoide posterior se origina na espinha da escápula, que se localiza na superfície posterior da escápula. Esses três músculos se fixam em um tendão em comum que se insere lateralmente (afastado da linha mediana) no úmero.

De forma conjunta, o grupo muscular do deltoide abduz o braço. Individualmente, o deltoide anterior ajuda na flexão do ombro, e o deltoide posterior auxilia na extensão do ombro. Coloque uma mão sobre o deltoide, e realize cada uma dessas ações. Quando você eleva seu braço como se fosse pedir para falar (flexão do ombro), você deve sentir a contração do deltoide anterior, mas não do posterior.

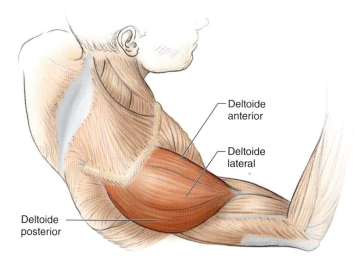

Figura 4.1 Grupo do músculo deltoide.

Manguito rotador

Os músculos do manguito rotador são necessários para a rotação do úmero na cavidade glenoidal, mas eles também são cruciais para a estabilidade do ombro. Ao contrário do quadril, o ombro não possui muitos fatores de restrição estrutural, de modo que os músculos precisam fornecer o suporte. O manguito rotador (Fig. 4.2) é formado por quatro músculos. O subescapular se origina na superfície inferior da escápula, estende-se sob o braço e se insere anteriormente no úmero. Esse é o principal músculo para a rotação medial do úmero na cavidade glenoidal, e é também o músculo geralmente lesionado nas rupturas do manguito rotador de arremessadores do beisebol. Os outros três músculos do manguito rotador se encontram principalmente na face posterior da escápula: o supraespinal (*supra* significa que está acima da espinha da escápula), o infraespinal (*infra* significa que está abaixo da espinha da escápula) e o redondo menor. Juntos, esses três músculos fazem a rotação lateral do úmero na cavidade glenoidal e auxiliam em diversas funções.

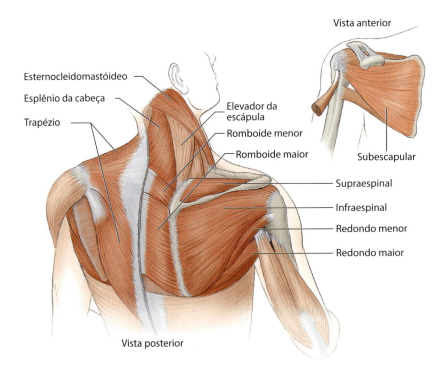

Figura 4.2 Músculos do manguito rotador e do pescoço.

Outros músculos do ombro

Vários outros músculos do ombro ajudam na mobilidade e na estabilidade dessa região:

- **Romboides maior e menor.** Estes músculos se originam principalmente nas vértebras torácicas superiores (as vértebras onde as costelas se fixam) e avançam diagonalmente para baixo, inserindo-se nas adjacências da margem da escápula. Os romboides ajudam a aduzir a escápula (puxam a escápula na direção da coluna vertebral), a elevar a escápula (encolhem os ombros) e a rodar inferiormente a cavidade glenoidal (para baixo, afastando da cabeça) em decorrência da direção diagonal das fibras musculares.
- **Elevador das escápulas.** Este músculo se origina nas vértebras cervicais superiores (pescoço) e se inserem no canto superior da escápula. Seguindo seu nome, ele eleva a escápula, mas também auxilia na rotação inferior da cavidade glenoidal, bem como na adução escapular.
- **Serrátil anterior.** Este músculo pode ser difícil de visualizar. Ele se origina na superfície lateral (afastado da linha mediana) de várias costelas e as acompanha na direção da margem vertical, onde os romboides se inserem. Quando ativados, o serrátil anterior puxa a escápula ao redor da superfície das costelas, afastando-a da coluna vertebral. Imagine o movimento da escápula quando um boxeador executa um *jab*. Este músculo é novamente abordado no Capítulo 5.
- **Trapézio.** Este músculo amplo e plano da região superior das costas se localiza logo abaixo da pele. Ele se origina ao longo das regiões cervical e torácica da coluna e se insere na extremidade lateral da espinha da escápula para aduzir a escápula. Funcionalmente, o trapézio é formado por três músculos: superior, médio e inferior. O trapézio superior eleva e roda a cavidade glenoidal para baixo, enquanto o trapézio inferior roda a cavidade glenoidal para cima e estabiliza a escápula para impedir sua rotação.

Músculos do pescoço

O pescoço é muito móvel, mas é também uma área frágil do corpo. Por causa do fundamento do cabeceio, os músculos do pescoço participam de forma proeminente no futebol. Os movimentos do pescoço incluem flexão (movimento do queixo para baixo) e extensão (movimento do queixo para cima), flexão lateral (inclinação da cabeça na direção do ombro) e rotação (giro da cabeça). Essas ações podem ser combinadas para movimentos circulares.

O flexor primário do pescoço é o esternocleidomastóideo, que se origina na clavícula e no esterno, inserindo-se no mastoide do crânio (a protuberância atrás do ouvido). O esternocleidomastóideo também gira a cabeça para a direita ou a esquerda; contrair o músculo no lado direito gira a face para a esquerda, e vice-versa. O principal extensor do pescoço é o esplênio da cabeça, que se origina em diversas vértebras e se insere na base do crânio. O elevador da escápula e o trapézio superior auxiliam na extensão do pescoço. A flexão lateral é feita por meio da contração desses músculos no lado direito ou esquerdo para mover a cabeça na direção apropriada.

Rastejar

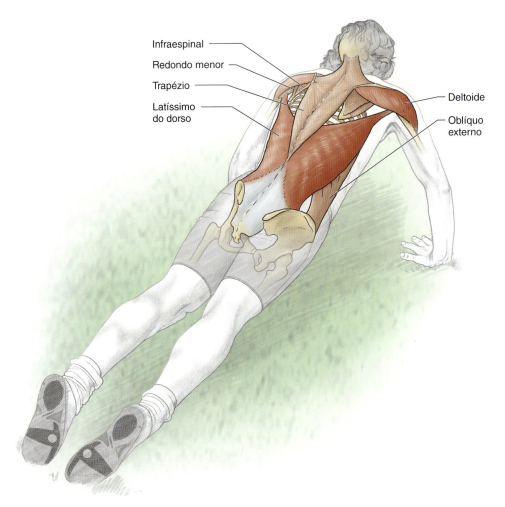

Execução

1. Fique em decúbito ventral. Fique na posição tradicional para uma flexão de tronco, mas se apoie sobre o dorso dos pés, não sobre os dedos. Mantenha o dorso dos pés colados ao chão durante o exercício.
2. Utilizando somente os braços para propulsão, rasteje, arrastando suas pernas. A mudança de direção e velocidade envolve mais músculos, dessa forma não rasteje em linha reta. Mantenha as costas e os quadris retos, e não permita que o tronco arqueie na direção do chão. Avance por uma maior distância e a uma maior velocidade conforme sua força melhora.

Músculos envolvidos

Primários: latíssimo do dorso, deltoide
Secundários: manguito rotador (subescapular, supraespinal, infraespinal, redondo menor), trapézio, extensores da coluna (eretor da espinha, multífido) e *core* abdominal (oblíquo externo, oblíquo interno, transverso do abdome, reto do abdome) para manter as costas retas

Dentro de campo

A articulação do ombro é bastante complexa. Ao contrário do quadril, o ombro possui pouco suporte ósseo. A ausência de restrição óssea permite uma movimentação extensa ao redor do ombro. Aproximadamente 15 músculos se fixam à escápula, à clavícula e ao úmero para gerenciar esse movimento. Exercitar cada músculo e movimento separadamente necessitaria de muito tempo e equipamento especial. Escolha exercícios que trabalhem múltiplos músculos em muitos movimentos diferentes para aproveitar melhor seu tempo de treinamento. O rastejar requer movimento funcional e suporte da maioria dos músculos do ombro, das costas e do abdome. Este é um bom exercício geral para qualquer jogador, mas especialmente para jogadores jovens que tendem a apresentar fraqueza nos ombros.

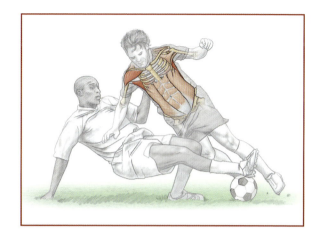

VARIAÇÃO
Carrinho de mão

Este exercício requer um parceiro. Ao realizar o movimento, você determina o ritmo do movimento, e não seu parceiro. Você puxa; seu parceiro não empurra. Mantenha as costas retas. Se você tem problemas de manter as costas retas, peça a seu parceiro que segure suas pernas em altura mais elevada, mais perto das coxas.

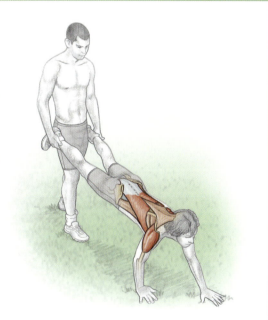

⚠️ **DICA DE SEGURANÇA** Mesmo se as suas costas arquearem um pouco durante a realização do rastejar, tente mantê-las retas enquanto realiza o carrinho de mão. O melhor é realizar este exercício em uma superfície segura, como a grama. Evite superfícies com detritos que possam cortar ou lesionar suas mãos.

Luta livre com os braços

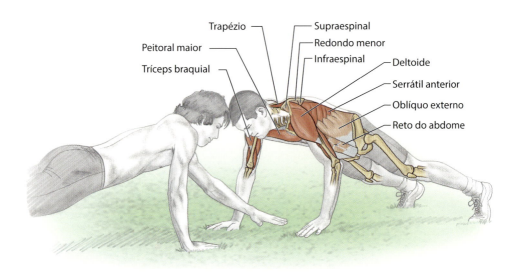

Execução

1. Você precisará de um parceiro para este exercício. Você e seu parceiro deitam voltados para o chão, quase tocando uma cabeça na outra. Fique na posição para uma flexão de tronco tradicional.
2. Após o comando do técnico, tente tocar ou bater suavemente na mão de seu parceiro ao mesmo tempo em que tenta evitar ser tocado por ele. Embora algum movimento possa ocorrer, tente permanecer no mesmo lugar.
3. A duração deste exercício irá variar de acordo com a força dos braços e da musculatura abdominal. Inicialmente faça o exercício durante 15 segundos e aumente o tempo conforme a capacidade física melhorar.

Músculos envolvidos

Primários: tríceps braquial, peitoral maior, deltoide, serrátil anterior, trapézio
Secundários: manguito rotador, extensores da coluna, *core* abdominal

Dentro de campo

Este é um bom exercício para trabalhar uma ampla gama de músculos – as musculaturas abdominal e das costas para postura, os músculos que se fixam ao úmero para manter a posição e o equilíbrio desejados quando somente uma mão está apoiada no chão, e os músculos que se fixam à escápula para o controle dos ombros enquanto você tenta derrubar seu adversário. Este exercício melhora a força, o equilíbrio e a resistência da musculatura local de ombros, braços, tronco e costas. Melhorias nesses aspectos da função muscular ajudarão você a jogar de modo mais intenso por mais tempo e a resistir contra a fadiga. O treinamento não deve se concentrar somente em membros inferiores e sistema cardiorrespiratório. O treinamento para uma atividade corporal total como o futebol significa abordar o corpo inteiro. Focar somente em membros inferiores é um erro comum dos programas de treinamento.

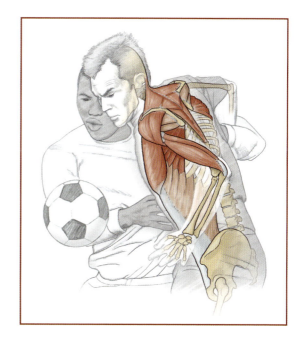

VARIAÇÃO

Com sua mão direita, segure a mão direita de seu companheiro enquanto se equilibram sobre os braços esquerdos. O objetivo é desequilibrar seu parceiro enquanto mantém o próprio equilíbrio. Comecem simplesmente segurando as mãos e mantendo essa posição. Quando ambos conseguirem manter-se estáveis, acrescente o elemento combativo. Esta variação pode necessitar de um pouco de prática para avançar e utilizar o braço não dominante, mas esse é um dos objetivos. Não focalize somente no braço dominante.

Exercício isométrico cabeça-bola-cabeça

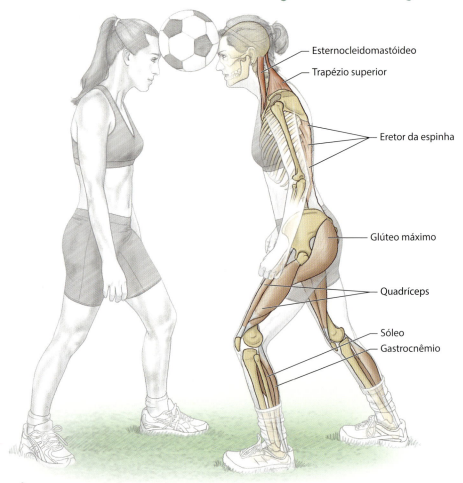

⚠️ **DICA DE SEGURANÇA** Tentar "vencer" seu parceiro pode fazer a bola escapar e consequentemente causar uma batida de cabeças. Tenha cuidado, este exercício não é um jogo.

Execução

1. Encontre um parceiro de altura e peso semelhantes aos seus. Posicione-se com os membros inferiores afastados, a perna de trás estendida e a da frente levemente flexionada, de frente para seu parceiro. Coloque a bola entre a sua testa e a do seu parceiro. Pode ser útil segurar nos braços de seu parceiro.
2. Empurre suas pernas ao longo de tronco, pescoço e bola tentando empurrar seu parceiro para trás enquanto seu parceiro tenta fazer o mesmo. Mantenha a bola encaixada entre suas cabeças. *Este não é um exercício competitivo*. Você não deve tentar vencer seu parceiro. A ideia é comprimir a bola.
3. Inicialmente faça poucas repetições de 10 segundos cada. Conforme você se sentir mais forte, aumente o número e a duração das repetições.

Músculos envolvidos

Primários: esternocleidomastóideo, trapézio superior
Secundários: gastrocnêmio, sóleo, quadríceps (vasto medial, vasto lateral, vasto intermédio, reto femoral), glúteo máximo, extensores da coluna

Dentro de campo

Para jogadores muito jovens, cabecear a bola é como uma novidade que geralmente ocorre quando a bola é rebatida ou arremessada. A maioria dos jogadores nessa idade não é capaz de cabecear uma bola aérea ou de dominar os movimentos necessários para cabecear adequadamente a bola, tornando o cabeceio uma habilidade bastante rara. Conforme a idade dos jogadores avança e eles crescem, o cabeceio passa a ser uma parte integral do jogo, sendo necessário criar formas de fortalecer o pescoço. O fortalecimento do pescoço é importante não somente para o cabeceio, mas também para proteger a cabeça durante colisões. A cabeça está protegida quando os músculos do pescoço se contraem para ancorar a cabeça no tronco – que é muito mais pesado que a cabeça. Quando os músculos do pescoço não são fortes o suficiente, a cabeça pode sacolejar, causando uma lesão em chicotada ou concussão mesmo na ausência de um impacto direto sobre a cabeça.

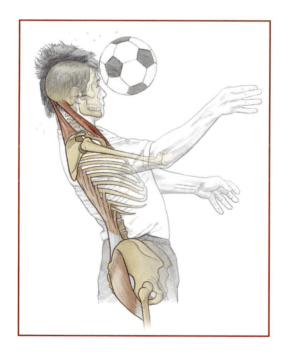

Exercício de resistência para o pescoço

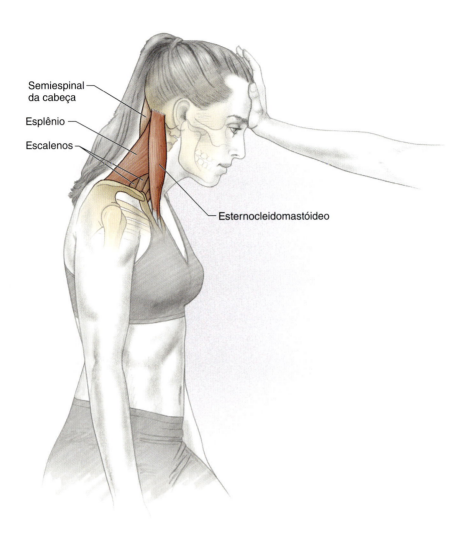

Execução

1. Encontre um parceiro de altura e peso similares. Seu parceiro lhe fornecerá resistência enquanto você realiza o exercício. Peça para seu parceiro se posicionar à sua frente com o braço estendido e a palma da mão em sua testa.
2. Flexione seu pescoço para a frente contra a resistência gerada pelo seu parceiro. Seu parceiro deve gerar resistência, mas mesmo assim permitir que você se mova ao longo de toda a amplitude de movimento. A força desse movimento se origina no pescoço, não no tronco.
3. Repita o exercício para todas as direções de movimento. Ele pode ser repetido para a extensão do pescoço (mãos do parceiro na parte posterior de sua cabeça), bem como para ambos os lados para flexão lateral (mãos do parceiro em um lado da cabeça e depois no outro).

Músculos envolvidos

Primários: esternocleidomastóideo (flexão frontal, flexão lateral), esplênio (extensão), trapézio superior (extensão posterior, flexão lateral)

Secundários: estabilizadores do pescoço (como esplênio, semiespinal da cabeça e escalenos)

Dentro de campo

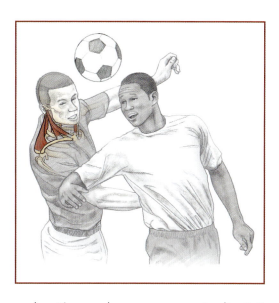

O cabeceio é uma habilidade complexa que não é adquirida naturalmente. Por que alguém, voluntariamente, colocaria a cabeça no caminho de um objeto que se move em alta velocidade? A maioria das equipes tem jogadores que farão de tudo para colocar suas cabeças na bola, e jogadores que sairão da frente para evitar fazê-lo. Considere a dificuldade do cabeceio; quando a bola está no ar, o jogador deve decidir em que local do campo ele precisa estar para cabeceá-la e qual velocidade e direção são necessárias para chegar lá. Ao cabecear a bola, ele estará parado ou correndo e, se estiver correndo, em qual direção? Ele terá que saltar? A que altura? Com uma ou duas pernas? Para onde ele redirecionará a bola? Para o ar, para o chão, para um companheiro de equipe? Se for para um companheiro, ele deve cabecear na direção de seus pés, na direção em que ele está correndo ou para uma outra direção? Se o cabeceio é na direção do gol, deve-se evitar o goleiro; então, onde está o goleiro? Poucas dessas decisões envolvem um adversário, e todas elas devem ser feitas bem antes do impacto com a bola ou o adversário. É impressionante que alguém queira realmente cabecear uma bola. Porém, quando o cabeceio é benfeito, é uma habilidade eletrizante que pode empolgar jogadores e espectadores.

VARIAÇÕES

Existem diversas variações para este exercício. Uma delas envolve o uso de uma toalha. Seu parceiro fica em pé à sua frente e passa a toalha por trás de sua cabeça, segurando as duas extremidades. Você faz a extensão do pescoço contra a resistência da toalha. Seu parceiro se opõe ao seu movimento, em vez de se colocar na direção dele como no exercício básico. Se você não tiver um parceiro, outra variação é o exercício isométrico comprimindo a bola contra a parede e utilizando os vários movimentos do pescoço.

Ponte no solo

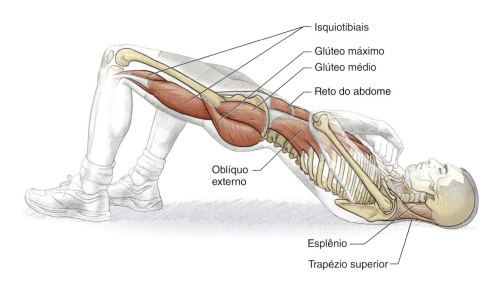

⚠️ **DICA DE SEGURANÇA** Na posição de topo da ponte, os ombros devem ficar em contato com o chão. Isso não deve aumentar a tensão sobre sua cabeça ou seu pescoço.

Execução

1. Fique em decúbito dorsal com seus joelhos dobrados, pés apoiados no chão e afastados na linha dos quadris. Você pode precisar afastar seus braços para os lados a fim de manter o equilíbrio.
2. Eleve seus quadris e tronco até que o corpo forme uma linha reta dos joelhos até os ombros.
3. Pause no topo do movimento por alguns segundos. Abaixe lentamente seu tronco até quase chegar ao chão. Mantenha essa posição e repita. Comece com cinco repetições e progrida conforme a resistência melhorar.

Músculos envolvidos

Primários: isquiotibiais (bíceps femoral, semitendíneo, semimembranáceo), glúteo máximo, glúteo médio, *core* abdominal
Secundários: trapézio superior, esplênio, extensores da coluna

Dentro de campo

No passado, o treinamento complementar para o pescoço se limitava a pontes para pescoço, em um treinamento "emprestado" da luta livre. Na luta livre, a ponte de pescoço é uma habilidade importante para impedir que o lutador seja imobilizado, mas o exercício é em grande parte isométrico, envolvendo extensão e hiperextensão do pescoço. No futebol, um pescoço forte não somente ajuda com o cabeceio, mas também é importante para estabilizar a cabeça durante colisões com bola, outros jogadores, chão, traves etc. Mas existem outras opções para melhorar o suporte para pescoço e ombros. Apesar de ser considerado um exercício de *core*, o pescoço e os ombros formam um dos três pontos de contato com o chão e precisam trabalhar contra a tração aplicada pelos pés. Eles também são ativados quando o tronco é elevado. Assegure-se de manter os glúteos e os abdominais contraídos durante o exercício.

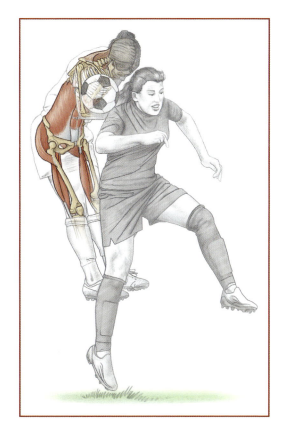

VARIAÇÃO

Um elemento de equilíbrio pode ser acrescentado muito facilmente. Em vez de colocar seus pés no chão para este exercício de ponte, coloque-os sobre uma bola. O acréscimo de um elemento instável e de uma base de apoio mais estreita aumenta enormemente a dificuldade do exercício. Na academia, você pode praticar este exercício com seus pés apoiados em uma bola de estabilidade grande.

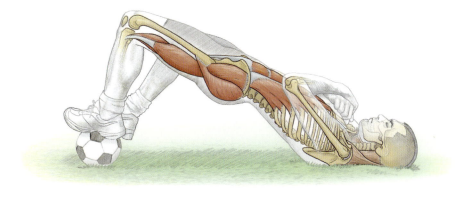

Puxada na barra

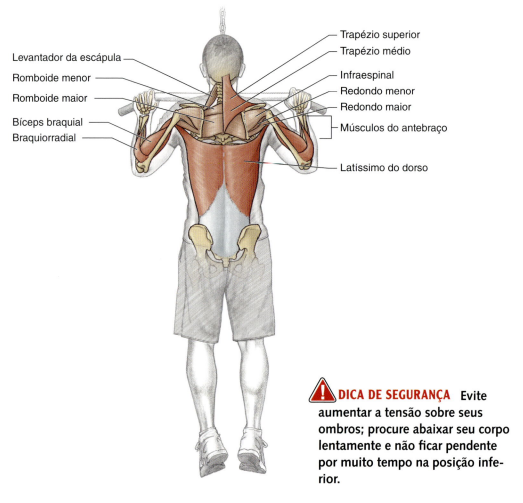

⚠️ **DICA DE SEGURANÇA** Evite aumentar a tensão sobre seus ombros; procure abaixar seu corpo lentamente e não ficar pendente por muito tempo na posição inferior.

Execução

1. Com suas mãos afastadas um pouco além da linha dos ombros, segure em uma barra horizontal sobre sua cabeça, com as palmas das mãos voltadas para fora.
2. Inspire e contraia o abdome. Puxe o peso corporal para cima até que o queixo fique sobre a barra. Expire no ponto de maior dificuldade.
3. Retorne lentamente para a posição inicial e repita. Faça o máximo de repetições possível.

Músculos envolvidos

Primários: latíssimo do dorso, trapézios superior e médio, bíceps braquial, braquiorradial

Secundários: levantador da escápula, romboides maior e menor, redondos maior e menor, infraespinal, músculos do antebraço (principalmente os flexores do punho e dos dedos, incluindo flexores radial e ulnar do carpo, palmar longo, flexores superficial e profundo dos dedos e flexor longo do polegar) para segurar a barra

Dentro de campo

Muitos dos exercícios deste livro utilizam o peso corporal como resistência. A flexão clássica na barra é um exercício multiarticular que utiliza o peso corporal como resistência, e ainda não foi superado. Em geral, para o trabalho global dos ombros, você pode fazer flexões de tronco, puxadas e mergulhos, e esperar trabalhar quase todos os músculos que se inserem na escápula e no úmero. Embora o exercício na barra aumente a força, ele também desenvolve a resistência da musculatura local, porque a melhora geralmente é observada na forma do aumento do número de repetições. Para adquirir mais força, alguns atletas acrescentam resistência e intensidade ao prender um peso livre a um cinto que é colocado ao redor da cintura.

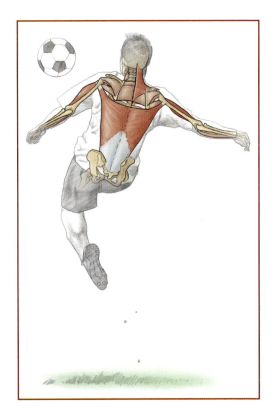

VARIAÇÃO

Palmas das mãos para cima ou para baixo? A maioria das pessoas concorda que o exercício com as palmas para cima é um pouco mais fácil do que com as palmas para baixo. O motivo é anatômico. O bíceps braquial se origina na escápula e se insere no rádio. O braquial se origina no úmero e se insere na ulna. O movimento da ulna é o de flexão e extensão do cotovelo, assim como o do rádio, mas este também roda sobre a ulna para pronação e supinação do antebraço. O bíceps é, em primeiro lugar, um supinador, e só depois um flexor do cotovelo, enquanto o braquial é somente um flexor do antebraço. Quando as puxadas são feitas com as palmas para cima, o bíceps não precisa supinar, de modo que os dois músculos trabalham em conjunto para flexionar o cotovelo. Quando as palmas estão para baixo, o bíceps tenta supinar, deixando o braquial atuar sem muita ajuda, o que dificulta o exercício.

Remada unilateral com haltere

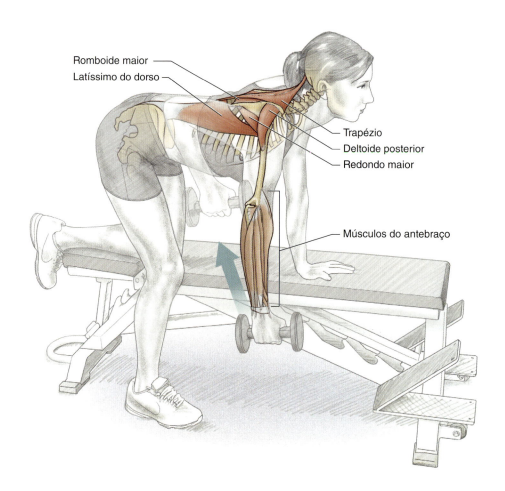

Execução

1. Ajoelhe sobre o joelho esquerdo em um banco acolchoado. Aumente o apoio colocando sua mão esquerda sobre o banco. Seu pé direito fica apoiado no chão, assim como o haltere.
2. Incline-se para a frente, mantendo a coluna reta, e apanhe o haltere.
3. Inspire enquanto eleva o braço e flexiona o cotovelo o mais alto possível, levantando o peso até o tronco.
4. Pause no topo do movimento, e então expire enquanto abaixa o peso até que o braço esteja totalmente estendido. O movimento é similar ao de utilizar um serrote.

Músculos envolvidos

Primários: latíssimo do dorso, redondo maior, deltoide posterior, trapézio, romboides maior e menor

Secundários: músculos do antebraço, extensores da coluna para postura

Dentro de campo

As táticas do futebol moderno são dúplices. No ataque, a equipe tenta ampliar o campo o máximo possível a fim de criar espaço para manobras ofensivas e dispersar a defesa adversária. Na defesa, a equipe tenta tornar o campo o menor possível de modo que a unidade seja compacta, e cada defensor fique mais próximo da bola. Os jogadores irão fatalmente se encontrar muito próximos uns aos outros enquanto disputam a bola. Uma das melhores formas de os jogadores, especialmente atacantes, manterem um defensor afastado da bola é protegê-la atuando como um escudo. Isso requer força da musculatura das costas e dos ombros para fazer com que o jogador de ataque pareça maior e para evitar uma marcação desfavorável do árbitro por uso ilegal dos braços. Um jogador que seja capaz de escorar os adversários e manter a posse de bola terá mais espaço na equipe. A posse de bola é um fator de jogo importante, de modo que ser capaz de manter os defensores longe da bola é uma habilidade crucial e geralmente subestimada.

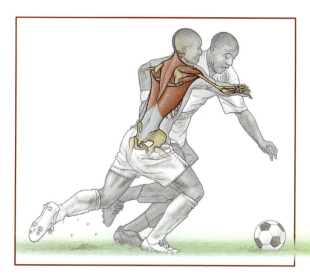

VARIAÇÕES

A postura é importante nos exercícios de remada. A remada em pé é um exercício complexo, assim como vários levantamentos de halteres. Você deve levantar a barra com pesos do chão até o nível das coxas e depois assumir uma postura específica antes de executar a remada. Remadas com barra em T, especialmente quando feitas na posição deitada em um banco, fornecem apoio para o tronco e oferecem uma medida de segurança. Muitas máquinas de cabo são capazes de reproduzir o movimento da remada isolando o movimento para uma execução segura do exercício.

Voador em decúbito ventral com halteres

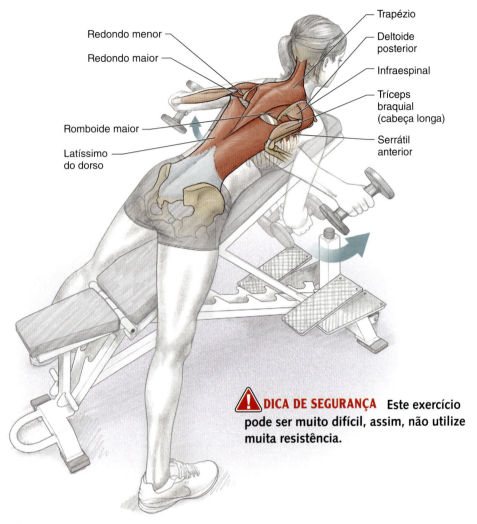

⚠️ **DICA DE SEGURANÇA** Este exercício pode ser muito difícil, assim, não utilize muita resistência.

Execução

1. Fique em decúbito ventral em um banco acolchoado. Sua cabeça ou pescoço pode ficar pendente na extremidade do banco. Assegure-se de que o banco esteja fixo e de maneira alguma instável. Dois halteres ficam no chão, um em cada lado do banco.
2. Segure os pesos. Com os cotovelos levemente flexionados, inspire e eleve os braços para levantar os pesos, tentando posicionar os braços horizontalmente em relação ao chão.
3. Abaixe lentamente os pesos enquanto expira.

Músculos envolvidos

Primários: trapézio, romboides maior e menor, serrátil anterior, deltoide posterior, redondo maior, latíssimo do dorso
Secundários: tríceps braquial (cabeça longa), eretor da espinha, manguito rotador

Dentro de campo

Observe o que acontece na grande área em um jogo profissional enquanto os jogadores se preparam para uma cobrança de escanteio. A quantidade de empurrões, contatos, agarrões, contenções e brigas por espaço nos segundos que antecedem a cobrança pode surpreendê-lo. Uma cobrança de escanteio é uma oportunidade de marcar um gol com uma boa probabilidade de sucesso, o suficiente para fazer com que os jogadores sejam bastante agressivos ao estabelecer suas posições tanto para atacar como para defender a bola que se aproxima. (Interessante notar que a probabilidade de marcar um gol em cobrança de escanteio não é tão alta quanto você poderia esperar. Somente cerca de 2% das cobranças de escanteio resultam em gols. Um técnico me disse que sua equipe marcou apenas uma vez em mais de 100 cobranças de escanteio em determinada temporada.) Um atacante que busca conquistar uma posição vantajosa para essas oportunidades não será muito eficiente se não for capaz de utilizar seus braços dentro das regras do jogo para manter sua posição dentro do tumulto da grande área.

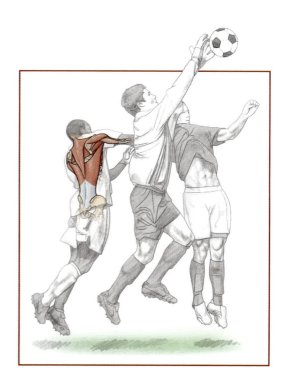

VARIAÇÕES
Remada inclinada

A remada inclinada é uma boa alternativa ao voador em decúbito ventral com halteres. Mantenha uma boa postura da coluna durante este exercício; não arqueie suas costas. Este exercício trabalha principalmente os músculos que se fixam à escápula – os músculos que ajudam a manter um bom trabalho escapular, flexibilidade de ombro e amplitude de movimento.

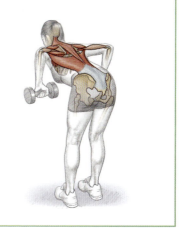

Flexão e extensão do pescoço na máquina

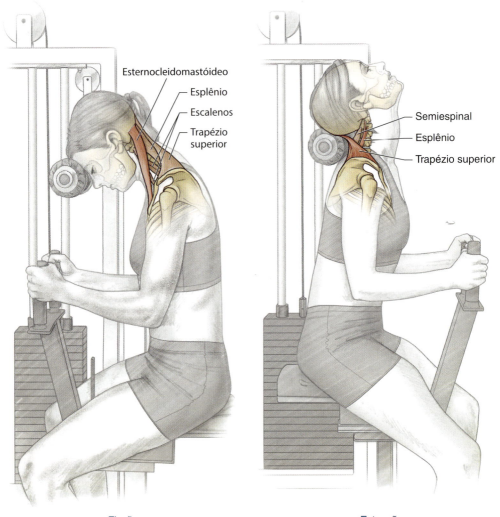

Flexão   Extensão

Execução

1. Ajuste a posição do assento para a sua altura. Sente ereto com seus pés apoiados no chão e segure as cabos do aparelho. Comece com o pescoço levemente estendido.
2. Para flexão, coloque sua testa no apoio. (O apoio em algumas máquinas acomoda toda a face.) Flexione seu pescoço, levando seu queixo na direção do tórax. Pause e retorne à posição inicial.
3. Para a extensão, gire o assento e coloque a parte posterior de sua cabeça no apoio. Dessa vez, comece com o pescoço em posição levemente flexionada. Faça a extensão do pescoço elevando seu queixo na direção do teto. Pause e retorne para a posição inicial.

Músculos envolvidos

Primários: esternocleidomastóideo (flexão), trapézio superior (extensão), esplênio (extensão)
Secundários: escalenos (flexão), esplênio (flexão), trapézio superior (flexão), semiespinal (extensão)

Dentro de campo

Uma boa força no pescoço é importante para o fundamento do cabeceio, bem como para a proteção da cabeça durante colisões inevitáveis. A despeito disso, surpreendentemente poucos técnicos incluem o fortalecimento do pescoço em seus programas de treinamento. Grande parte da força para o cabeceio vem do tronco, enquanto parte do movimento mais fino vem da ação do pescoço sobre a cabeça para colocar a bola na direção desejada. Utiliza-se principalmente a flexão, mas a rotação, que é uma habilidade mais complexa, também é possível. Não se pode desconsiderar o papel de um pescoço forte na estabilização da cabeça de modo que a aceleração desta durante as colisões fique minimizada.

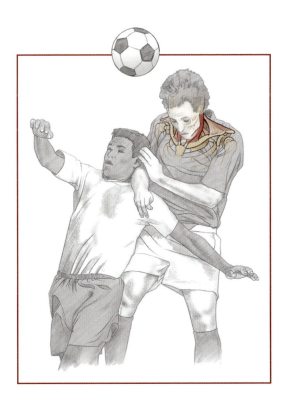

Desenvolvimento de ombros com halteres

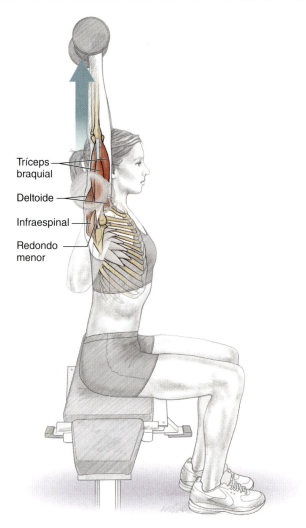

⚠️ **DICA DE SEGURANÇA** Comece com um peso baixo. Você precisará de força inicial para ser capaz de controlar o peso quando ele estiver por sobre a cabeça.

Execução

1. Sente em um banco com suas costas eretas e os pés apoiados no chão.
2. Segure um haltere em cada mão, nas aderências da barra. Mantenha os pesos na altura dos ombros.
3. Estenda um braço verticalmente. Mantenha brevemente no topo e depois abaixe o peso lentamente até a altura do ombro. Expire enquanto eleva o peso e inspire quando o abaixa.
4. Repita com o outro braço e faça um número igual de repetições para cada braço.

Músculos envolvidos

Primários: tríceps braquial, deltoide
Secundários: estabilizadores do ombro (romboides maior e menor, trapézio, levantador da escápula, manguito rotador)

Dentro de campo

É muito difícil visualizar esse movimento como uma ação primária durante um jogo de futebol. Um retrato da equipe pode sugerir que o goleiro provavelmente possui os ombros mais desenvolvidos porque os braços são parte essencial de seu jogo. Isso não significa que os outros jogadores devem negligenciar este e outros exercícios similares. Um programa de treinamento suplementar para a força bem adaptado deve ser direcionado a todos os movimentos, incluindo o dos ombros, a despeito do papel secundário que alguns movimentos parecem ter em qualquer esporte específico. Em razão da velocidade do jogo e de seu grau de contato físico, todos os jogadores devem estar preparados para o contato. Conforme descrito, o desenvolvimento de ombros com halteres é um exercício unilateral (um lado de cada vez), mas pode ser feito bilateralmente se você estender ambos os braços ao mesmo tempo.

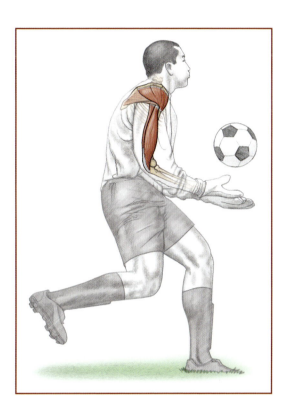

VARIAÇÃO

Desenvolvimento de ombro na máquina

Assim como todos os exercícios com pesos livres, o desenvolvimento de ombro com halteres requer certo grau de habilidade para que seja corretamente executado. Os benefícios das máquinas são permitir que o atleta selecione um movimento específico e manter os pesos apoiados, o que aumenta a segurança do exercício.

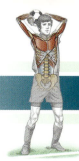

CAPÍTULO 5
TÓRAX

Jogadores de futebol podem hesitar em entrar em um programa de fortalecimento por vários motivos – falta de orientação, tradição, preocupações de que a hipertrofia muscular possa trazer um impacto negativo no jogo etc. Um motivo pode ser simplesmente a falta de acesso ao equipamento. Parte do propósito deste livro é apresentar exercícios que possam ser feitos tanto no campo como na sala de musculação. Um jogador que tenta participar de algum treinamento de força pode focalizar somente nos membros inferiores, o que pode levar a desequilíbrios em todo o corpo, aumentando o risco de lesão. Jogadores e técnicos devem ter em mente que o programa de treinamento de força deve ser feito para todo o corpo, não somente membros inferiores. Todas as regiões do corpo, incluindo o tórax, devem ser treinadas.

Muitos atletas pensam nos exercícios de supino quando imaginam o treinamento para o desenvolvimento do tórax. Apesar de o peitoral maior ser o músculo do tórax de maior dimensão e de mais fácil identificação, outros também desempenham um papel no funcionamento do cíngulo do membro superior e das extremidades superiores.

Ossos, ligamentos e articulações do tórax

No tronco, existem 10 pares de costelas que se fixam posteriormente na coluna vertebral e anteriormente no esterno, com 2 pares de costelas que se fixam na coluna, mas não no esterno. As costelas I, XI e XII apresentam fixação 1:1 com suas vértebras correspondentes, enquanto as costelas II a X apresentam fixação entre duas vértebras. O osso de cada costela termina aproximadamente no nível dos mamilos, sendo conectado ao esterno pela cartilagem costal, formando uma articulação cartilaginosa que possui somente uma leve mobilidade. As costelas I a VII são chamadas *costelas verdadeiras* porque cada uma se fixa diretamente ao esterno por meio da cartilagem costal. As costelas VIII a X são chamadas *costelas falsas* porque suas cartilagens se fixam à cartilagem da costela acima antes de se fixarem por fim ao esterno. As pequenas costelas XI e XII são chamadas *costelas flutuantes*, pois não apresentam fixação esternal. Entre cada par de costelas existe um par de músculos chamados intercostais que auxiliam na respiração. O assoalho da caixa torácica é formado pelo diafragma. Os movimentos das costelas desempenham um papel na inspiração e na expiração, e a disposição em formato de caixa protege o coração, os pulmões, os grandes vasos sanguíneos, os nervos e as passagens que conduzem o ar para os pulmões e para fora deles. A lesão torácica mais comum é a fratura de costela após impacto, geralmente as costelas mais centrais.

O esterno é formado por três ossos que se fundem durante o crescimento. Se você deslizar um dedo através do esterno, sentirá uma crista horizontal entre um quarto a um terço do osso. Esse é um dos pontos de fusão. O terceiro osso é uma extensão frágil chamada processo xifoide na extremidade inferior do esterno. Ele se origina na face inferior do esterno e, em razão da quantidade de tecidos sobre ele, é de difícil palpação.

O esterno é importante porque é o único ponto de fixação óssea que conecta o esqueleto central (axial) às extremidades superiores. A articulação esternoclavicular é bastante forte em razão dos ligamentos e das cartilagens da clavícula e do esterno, um ligamento que conecta as duas clavículas e ligamentos que conectam a clavícula à primeira costela. Em conjunto, eles atuam para manter a integridade da articulação. A despeito de todos esses tecidos estabilizadores, ainda há algum movimento, de modo que possui muitas das características das articulações de movimentação livre. Essa articulação raramente é lesionada. Geralmente, a clavícula fratura antes de a articulação luxar. Mas as lesões podem acontecer. Pense em um vaqueiro em um rodeio que cai do cavalo, viaja pelo ar e cai sobre o braço hiperestendido.

A escápula se fixa à clavícula. Apesar de a escápula deslizar sobre a curvatura das costelas, não existem articulações ósseas entre a escápula e as costelas. Os músculos que se originam do esterno e das costelas, entretanto, também têm sua inserção na escápula e exercem algum controle sobre os movimentos da escápula.

Músculos do tórax

Para quase todo mundo, músculos do tórax e o músculo peitoral maior são sinônimos. O músculo peitoral maior (Fig. 5.1) é o maior, mas não é o único músculo do tórax. Em razão de sua ampla origem no esterno e nas cartilagens costais das costelas II a VI (cabeça esternal ou peitoral inferior), bem como na clavícula (cabeça clavicular ou peitoral superior), algumas vezes se diz que o músculo possui duas origens. O músculo faz uma angulação na direção do ombro, inserindo-se na face torácica do úmero superior. Lembre que um músculo puxa a inserção na direção da origem. Como ele se origina em um osso altamente móvel, o peitoral maior possui diversas ações primárias e secundárias sobre o úmero. A função primária inclui a adução horizontal (braços paralelos ao

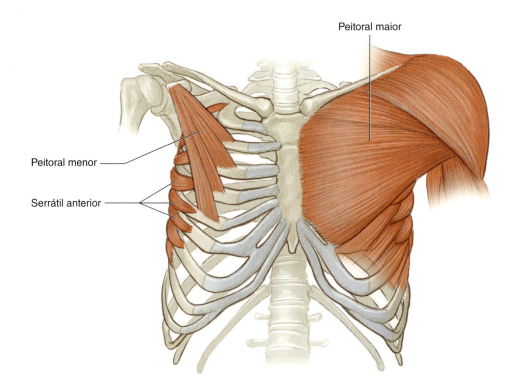

Figura 5.1 Músculos do tórax.

chão e afastados, movendo-se na direção do tórax), adução do ombro, rotação medial do úmero e extensão do ombro. Pode-se sentir o peitoral maior se contrair colocando uma mão sobe o músculo e fazendo uma dessas ações. Através da conexão do úmero com a cavidade glenoidal, o peitoral maior também auxilia em alguns movimentos da escápula.

Completamente coberto pelo peitoral maior, encontra-se o peitoral menor. (Em anatomia, quando há um *maior*, provavelmente há um *menor*.) O peitoral menor origina-se na superfície externa das costelas III a V e, com a cabeça curta do bíceps, fixa-se à escápula para abduzi-la (move a escápula ao longo da curvatura das costelas, afastando-a da linha média), deprime a escápula e ajuda a rodar a glenoide para baixo.

O outro grande músculo do tórax é o serrátil anterior, que recebe esse nome por causa de sua aparência serrilhada. O serrátil anterior se origina lateralmente na superfície das costelas superiores VIII ou IX e se estende posteriormente, seguindo a curvatura das costelas para se inserir na metade inferior da borda da escápula adjacente à coluna vertebral. A ação primária do músculo é a abdução da escápula (afastando-a da coluna vertebral), mas também auxilia na rotação para cima da glenoide (ato de levantar o braço para responder uma pergunta, por exemplo). O serrátil anterior pode ser considerado tanto um músculo do tórax em razão de sua origem nas costelas como um músculo escapular em razão de sua inserção na escápula.

Todos os músculos superiores das costas e do ombro são totalmente equilibrados somente por esses três músculos. Isso significa que quase qualquer exercício que movimente o úmero e a escápula necessitará desses músculos, enquanto os músculos opositores (antagonistas) podem ser quase isolados em exercícios específicos. Apesar de a maioria dos movimentos dos braços e dos ombros no futebol se destinar a ampliar sua presença e dificultar que seu oponente chegue até a bola, é aconselhável treinar os músculos opositores do tórax para manter o equilíbrio neuromuscular.

Flexão de tronco com bola de futebol

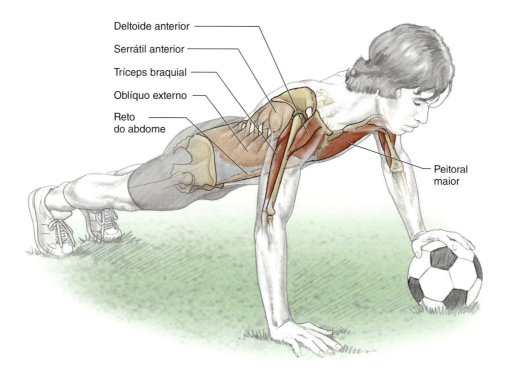

Execução

1. Deite no chão. Fique na posição para uma flexão de tronco tradicional com as mãos um pouco mais afastadas em relação à linha dos ombros. Com os pés juntos, fique apoiado na ponta dos dedos dos pés.
2. Apoie cuidadosamente uma das mãos sobre uma bola de futebol.
3. Faça uma flexão normal.
4. Depois de algumas flexões com uma mão sobre a bola, pare, troque as mãos e continue. Faça flexões com a bola sob a outra mão.

Músculos envolvidos

Primários: peitoral maior, tríceps braquial e deltoide anterior

Secundários: serrátil anterior, *core* abdominal (oblíquo externo, oblíquo interno, transverso do abdome, reto do abdome) e extensores da coluna (eretor da espinha, multífido) para uma postura adequada

Dentro de campo

O jogo atual é muito mais físico do que o jogo praticado pelas gerações passadas. A velocidade e a capacidade atlética do jogador moderno podem fazer um defensor derrubar um atacante em um piscar de olhos. A quantidade de empurrões e puxões que ocorre dentro da grande área durante uma cobrança de escanteio provavelmente surpreenderia a maioria das pessoas que não joga futebol. Deve ser intuitivo que quanto mais forte for o jogador, mais adaptado ele estará para lidar com o contato do jogo. Apesar de grande parte da força necessária se iniciar nas pernas, a cadeia de ações continua pelo tronco para o resto do corpo. Neste exercício, a altura acrescentada pela bola possibilita o corpo ser abaixado a uma maior distância do que quando ambas as mãos estão apoiadas no chão. Além disso, algum equilíbrio reativo é necessário, porque a bola pode se mover.

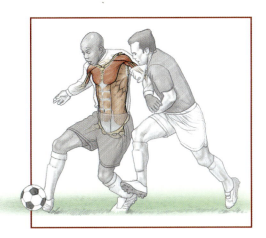

VARIAÇÃO

Flexão de tronco apoiada em duas bolas de futebol

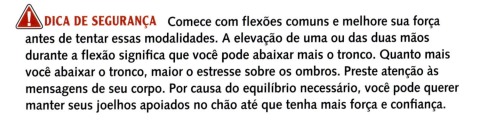

Você pode melhorar sua habilidade com as flexões fazendo mais repetições. Alguns jogadores encontram ainda um modo seguro de colocar peso sobre as costas para aumentar a resistência. Ou dificultam o exercício ainda mais abaixando o tronco o máximo possível. A colocação de duas bolas sob ambas as mãos permite que o arco de movimentos seja maior, aumentando ainda mais a dificuldade do exercício e melhorando a força. O equilíbrio necessário com o uso de duas bolas é considerável.

⚠ DICA DE SEGURANÇA Comece com flexões comuns e melhore sua força antes de tentar essas modalidades. A elevação de uma ou das duas mãos durante a flexão significa que você pode abaixar mais o tronco. Quanto mais você abaixar o tronco, maior o estresse sobre os ombros. Preste atenção às mensagens de seu corpo. Por causa do equilíbrio necessário, você pode querer manter seus joelhos apoiados no chão até que tenha mais força e confiança.

Flexão de tronco com bola de estabilidade

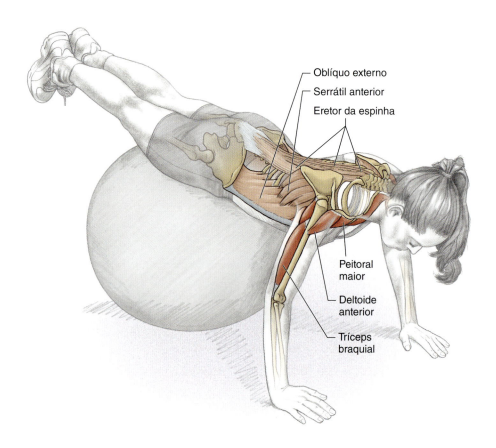

Execução

1. Fique em decúbito ventral sobre uma bola de estabilidade. Incline para a frente colocando as mãos no chão.
2. Avance com suas mãos até que a bola fique sob o tronco, as coxas ou os pés. O exercício se torna mais desafiador quanto mais distante das mãos a bola estiver.
3. Fique na posição inicial para as flexões com suas mãos apoiadas no chão e faça as flexões do modo rotineiro.

Músculos envolvidos

Primários: peitoral maior (especialmente a porção clavicular), tríceps braquial, deltoide anterior

Secundários: serrátil anterior, *core* abdominal e extensores da coluna, para uma postura adequada

Dentro de campo

Os preparadores físicos e treinadores possuem um arsenal de esquemas para assegurarem-se de que toda porção de qualquer músculo possa ser exercitada. Um método padrão é trocar o alinhamento do corpo em relação à direção da resistência que está movendo. Neste caso, o atleta inclina o corpo em uma direção diferente. A elevação dos membros inferiores efetivamente muda o modo de uso do peitoral maior. Em uma flexão de tronco rotineira, entre dois terços e três quartos inferiores do músculo são solicitados. A elevação dos membros inferiores faz com que a porção superior do músculo peitoral maior também participe do exercício.

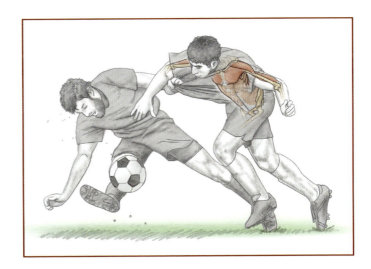

VARIAÇÕES

Este simples exercício têm diversas variações. Com o uso da bola de estabilidade, você pode fazer uma flexão de tronco rotineira com os pés apoiados no chão e as mãos apoiadas em cima e ao lado da bola. Ou manter as mãos na bola e apoiar seus pés em um banco de mesma altura da bola de estabilidade. Ou deixar os pés no chão e fazer flexões com uma bola de estabilidade para cada mão. Também pode tentar com a bola e banco alto. Quer um desafio real? Faça as flexões com seus pés em uma bola e suas mãos em outra. Ou esqueça as bolas; use o banco para fazer as flexões, colocando os pés no banco e as mãos no chão.

Supino

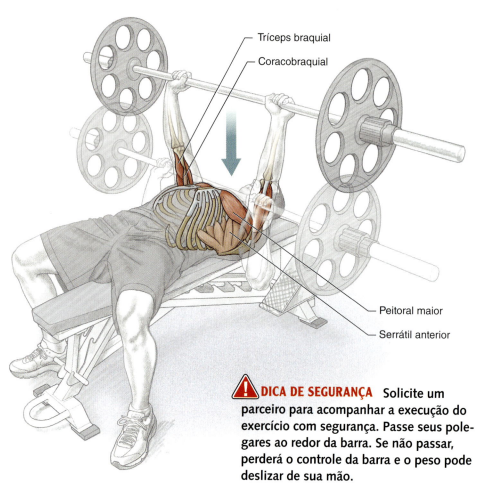

⚠️ **DICA DE SEGURANÇA** Solicite um parceiro para acompanhar a execução do exercício com segurança. Passe seus polegares ao redor da barra. Se não passar, perderá o controle da barra e o peso pode deslizar de sua mão.

Execução

1. Fique em decúbito dorsal sobre um banco de comprimento suficiente para apoiar o corpo desde os glúteos até os ombros, com seus pés bem apoiados no chão. A barra deve estar apoiada em um suporte no nível dos mamilos.
2. Segure a barra com as palmas voltadas para a frente e os braços afastados na linha dos ombros.
3. Com os braços estendidos, mas sem hiperextensão dos cotovelos, tire a barra do suporte e estabilize o peso. Pode haver um leve arqueamento das costas neste ponto.
4. Abaixe o peso até o tórax, faça uma pausa rápida e estenda os braços para levantar novamente o peso. Mantenha os braços firmes para sustentar o peso, mas sem hiperextensão dos cotovelos. Inspire enquanto abaixa a barra, expire quando levantar a barra (empurra o peso para cima).

Músculos envolvidos

Primários: peitoral maior, tríceps braquial, deltoide anterior
Secundários: serrátil anterior, coracobraquial

Dentro de campo

Em uma grande área congestionada, o posicionamento em um escanteio envolve em menor parte puxar o oponente em sua direção ou, em maior parte, empurrar o oponente para aumentar o espaço ao seu redor. Exercícios como as flexões de tronco e supino são muito úteis. Em essência, um exercício de supino é uma flexão de tronco ao contrário e recruta muitos dos mesmos músculos. A principal diferença é que o exercício oferece uma sobrecarga em razão do acréscimo de peso da barra e das anilhas. Esse tipo de aumento da resistência em uma flexão de tronco não é tão simples.

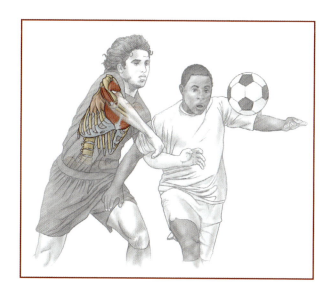

VARIAÇÃO
Supino na máquina

A maioria das salas de musculação possui máquinas e pesos livres que podem ser utilizados em um exercício de supino. As máquinas são projetadas para dar maior segurança. As máquinas que simulam um exercício de supino podem colocar o atleta em decúbito dorsal ou sentado. Elas também podem ser simples (voadores, que não utilizam o tríceps) ou compostas (utilizando os peitorais e o tríceps, como em um exercício de supino).

Para mudar a ênfase muscular deste exercício, há várias opções – arquear levemente as costas, elevar os pés do chão, aumentar ou diminuir a largura da "pegada" na barra, inserir inclinação, mudar o ponto de contato no tronco etc.

Pullover com haltere

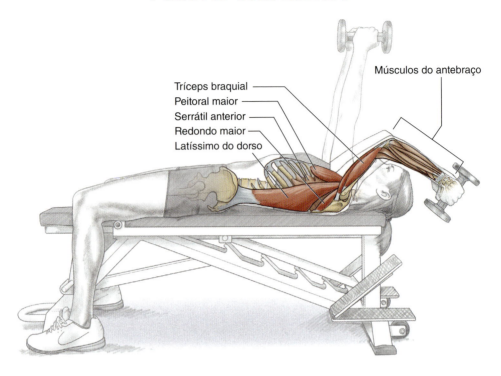

⚠️ **DICA DE SEGURANÇA** Peça para um parceiro colocar o haltere em suas mãos depois que você se deitar no banco.

Execução

1. Fique em decúbito dorsal sobre um banco de tamanho suficiente para apoiar seu corpo dos glúteos até os ombros, com os pés bem apoiados no chão.
2. Segure a parte de dentro do haltere com as duas mãos. Mantenha os braços estendidos e perpendiculares ao chão.
3. Abaixe o haltere sobre sua cabeça e em direção inferior, flexionando levemente os cotovelos.
4. Após uma leve pausa, inverta a ação e retorne à posição inicial.

Músculos envolvidos

Primários: latíssimo do dorso, peitoral maior, tríceps braquial e redondo maior

Secundários: estabilizadores escapulares (romboide maior e menor, trapézio, serrátil anterior), músculos do antebraço (principalmente flexores do punho e dos dedos, incluindo o flexor radial e ulnar do carpo, palmar longo, flexor superficial e profundo dos dedos e flexor longo do polegar) para segurar no haltere

Dentro de campo

Com o passar dos anos, os jogadores de futebol se tornaram maiores e mais atléticos. Esse aumento do tamanho mudou o jogo de várias formas. Por exemplo, é comum para um goleiro dos dias de hoje chutar a bola para o outro goleiro, assim como um tiro de meta de 64 metros. Outro aspecto mudado é o arremesso lateral. Nas gerações passadas, um defensor preferiria jogar a bola pela linha lateral em vez de pela linha de fundo, porque um arremesso lateral que chegasse até a grande área era muito raro, enquanto um escanteio era mais perigoso. Atualmente, a maioria das equipes tem um ou dois especialistas em arremesso somente para reiniciar o jogo próximo à linha de fundo. Esses especialistas podem arremessar de modo semelhante a um escanteio, dando ao time outra arma ofensiva. O movimento do *pullover* com haltere é bastante semelhante ao arremesso lateral, e você pode designar que o especialista em arremessos laterais faça este exercício. O pobre defensor do time oponente ficará em dúvida sobre o que é pior, jogar a bola pela linha lateral ou pela linha de fundo (apesar de a maioria ainda preferir um arremesso lateral a um escanteio).

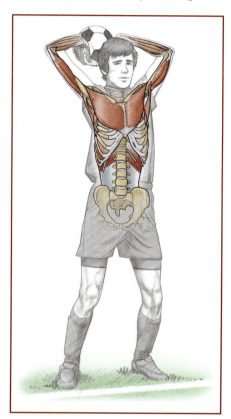

VARIAÇÃO
Pullover na máquina

Assim como a maioria dos exercícios com pesos livres, existem opções em máquinas que deixam o usuário em uma posição fixa e segura. Muitas dessas máquinas são simples, isolando uma única ação como o movimento do *pullover*, e não compostas, permitindo a ação através de várias articulações.

Voador cruzado com cabos

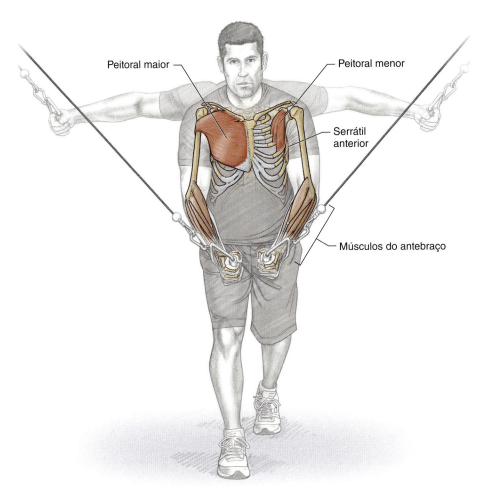

Execução

1. Este exercício geralmente requer uma preparação dedicada a ele especificamente. Fique em pé, de costas para os pesos. Coloque um dos pés à frente, com o tronco levemente inclinado para a frente.
2. Segure nas alças da máquina de polia com as palmas voltadas para dentro. Os braços estarão estendidos atrás do seu tronco, com um pouco de flexão dos cotovelos. A imagem é semelhante à de um pássaro com as asas abertas.
3. Inspire e movimente seus braços de modo a juntá-los na frente do tronco até que as mãos se encontrem. Expire quando elas se tocarem. Não tente mudar o ângulo de flexão do cotovelo durante o movimento.
4. Retorne lentamente à posição inicial. Mantenha o controle durante esse movimento de retorno. É fácil deixar a gravidade governar o movimento.

Músculos envolvidos

Primários: peitoral maior, peitoral menor
Secundários: músculos do antebraço para segurar nas alças, estabilizadores escapulares (serrátil anterior, romboide maior e menor, trapézio médio)

Dentro de campo

Pode se questionar que os jogadores devem utilizar o treinamento de força somente para suplementar seu treinamento específico para o futebol. Nesse caso, o jogador pode fazê-lo por meio de alguns exercícios compostos que treinam a maioria dos músculos dos ombros e dos braços. Mas só porque um músculo faz determinada ação não significa que todo o músculo está sendo exercitado. Por exemplo, um exercício de supino comum não exercita porção significativa da região superior do peitoral maior. Assim, um programa suplementar de treinamento de força incluirá uma variedade de exercícios que afetem o máximo de fibras musculares possível. Além do voador cruzado com cabo ser uma grande opção por recrutar a maior parte do peitoral maior, ele também é uma boa opção para ativar o peitoral menor. O peitoral menor se localiza sob o peitoral maior e se insere na escápula sob a área de origem do deltoide. Ele estabiliza a escápula durante o movimento. Uma escápula estável é importante não somente para a função ideal do ombro, mas também protege o ombro após uma queda. Este exercício move a escápula ao redor da curvatura das costelas, que é uma ação específica do peitoral menor.

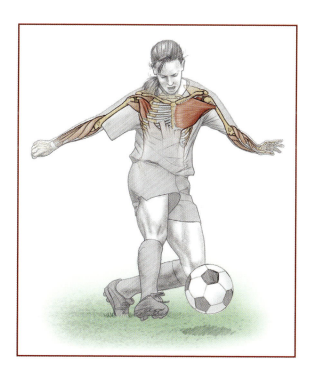

Voador na máquina

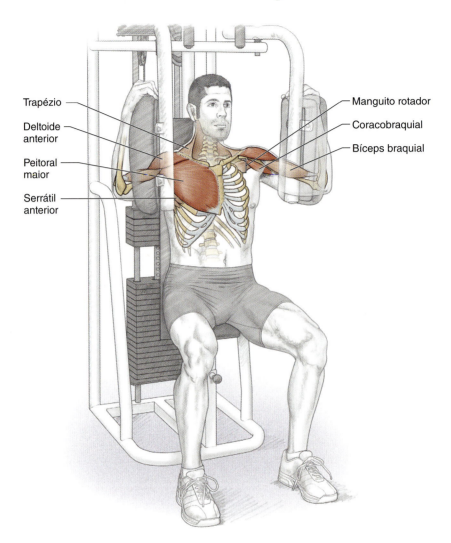

Execução

1. Faça os ajustes necessários no assento de modo que seus braços fiquem paralelos ao chão.
2. Abra seus braços e flexione seus cotovelos.
3. Coloque os cotovelos e antebraços apoiados na máquina, segure nos cabos com as palmas voltadas para dentro. Não há necessidade de segurar com muita força.
4. Faça o movimento para juntar os braços à frente, faça uma pausa breve e retorne à posição inicial.

Músculos envolvidos

Primários: peitoral maior, coracobraquial, deltoide anterior
Secundários: estabilizadores escapulares, manguito rotador (subescapular, supraespinal, infraespinal, redondo menor), bíceps braquial

Dentro de campo

O exercício é outra opção para os grandes músculos do tórax. Muitos atletas erroneamente acreditam que os exercícios suplementares devem ser específicos para o esporte e imaginam formas de simular situações de jogo utilizando alguma forma de resistência. Existem muitas situações no futebol durante as quais você pode imaginar a utilidade de alguns desses exercícios, mas empurrar o adversário não é uma delas. Este não deve ser um motivo para evitar o trabalho da musculatura peitoral. Ao realizar um programa suplementar de treinamento de força, você melhorará todo seu corpo, não somente os movimentos específicos de determinado esporte. Exercícios para os ombros e as costas, que ajudarão a manter a posição e a posse da bola, devem ser equilibrados por exercícios para os grandes músculos do tórax. Um desequilíbrio de forças entre músculos oponentes é um fator de risco para lesão articular, incluindo as lesões do ombro.

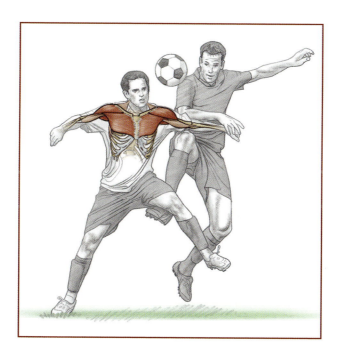

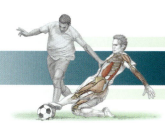

CAPÍTULO 6
COSTAS E QUADRIL

O não reconhecimento da importância da musculatura das costas é evidente quando se observam os treinamentos. Quase todos os movimentos funcionais nos esportes estão ancorados nas costas. Alguns podem dizer que, como as costas não são um local de muitas lesões agudas no futebol, não precisamos nos preocupar com essa região. Apesar de lesões nas costas não ocorrerem com muita frequência, pode surpreender o fato de que aproximadamente um terço dos jogadores de futebol do sexo masculino se queixa de dores nas costas. Esse número pode variar desde menos de 20% em jogadores adultos de ligas locais a mais de 50% em jogadores de elite. Em jogadores de ligas juvenis e de juniores, as dores nas costas são mais frequentes naqueles jogadores com menos habilidade, sugerindo que um modo de minimizar as queixas talvez seja o aprimoramento da habilidade.

As queixas de dores nas costas podem não ser suficientemente sérias para afastar o jogador de competições ou treinamentos, mas podem ser incômodas o suficiente para despertar a atenção do jogador. Considerando os torques ao redor do corpo durante os chutes e dribles e o fato de que algo nesse padrão de movimento no futebol muda a cada 4 a 6 segundos em termos de velocidade ou direção, não deve surpreender que essas ações possam ser as causadoras das queixas expressas pelos jogadores. Além disso, existem cada vez mais evidências de que a dor, mesmo que não seja suficientemente intensa para impedir um atleta de jogar, talvez seja o primeiro sinal de alerta de uma lesão por uso excessivo que pode afastar o jogador por um longo período.

Fisioterapeutas utilizam vários exercícios eficientes para auxiliar no fortalecimento da musculatura das costas de pessoas com dores crônicas. Mas o melhor tratamento para a dor nas costas crônica é prevenir a dor antes de ela começar – parar o potencial de dor antes que ela se torne uma queixa. Um pouco de trabalho feito a cada dia trará grandes benefícios no futuro. Você não precisa começar com exercícios terrivelmente desafiadores; tenha calma e você experimentará os resultados rapidamente. Varie suas opções de exercícios e não sobrecarregue essa área ou nenhuma área de modo muito frequente ou intenso.

Este capítulo apresenta vários exercícios específicos para as costas. Várias dessas opções envolvem uma bola ou são um pouco competitivas, de modo que podem ser divertidas. Outras envolvem um parceiro enquanto algumas são feitas em uma sala de musculação.

Anatomia da coluna vertebral

A coluna é formada pelas vértebras e por suas cartilagens, que juntas compõem a coluna espinal; ligamentos para estabilidade entre cada osso; a medula espinal, que transmite a informação entre seu corpo e o cérebro e uma ampla gama de músculos que a maioria dos jogadores nunca considerou. No geral, a coluna pode ser bastante complicada. Considere a medula espinal. A medula espinal é mais do que somente uma série de vias de transmissão de informação entre o corpo e o cérebro. Ela também é capaz de tomar decisões. Tal como foi dito recentemente por um pesquisador: "O cérebro faz com que as coisas se iniciem, e a medula espinal cuida dos detalhes".

A coluna vertebral é uma série de ossos similares. Existem sete vértebras cervicais (pescoço), doze torácicas (tórax) e cinco lombares (Fig. 6.1, p. 102). Esses ossos são distintos e separados. Abaixo delas está o sacro, que é formado por cinco ossos fundidos e de três a cinco ossos coccígeos que podem estar fundidos ou não. A coluna vertebral não está disposta em linha reta. Existem três curvas dentro do plano sagital que se direcionam para a frente ou para trás, não para os lados. As vértebras cervicais se curvam anteriormente; as vértebras torácicas, posteriormente; e as vértebras lombares, levemente para a frente. As costelas se articulam com as vértebras torácicas.

Apesar de os ossos de cada região terem uma configuração única, todos possuem características em comum. Você verá um grande *corpo*, duas projeções laterais opostas entre si (*processos transversos*) e uma terceira projeção (*processo espinhoso*) que circundam uma abertura (*forame vertebral*) (Fig. 6.2); o termo anatômico para uma projeção é *processo*, e um orifício é um *forame*. O grande corpo é anterior, e os processos opostos ao corpo são posteriores e apontam para baixo. Quando você passa a mão pelas costas de uma pessoa, aquelas protuberâncias são os processos espinhosos. Existem diversos contatos ósseos que por si só permitem movimentos limitados, mas somados permitem movimentos impressionantes de toda a coluna demonstrados por ginastas, mergulhadores, acrobatas e dançarinos.

O forame vertebral acomoda a medula espinal. Quando você coloca uma vértebra sobre a outra, outro forame (*forame intervertebral*) é visto em cada lado e é por esses forames que os nervos espinais levam e trazem informações da medula espinal. Um grande disco cartilaginoso se posiciona entre os corpos de vértebras adjacentes. Os discos possuem duas seções distintas. O anel externo é chamado de ânulo fibroso e circunda um centro gelatinoso, o núcleo pulposo. Um disco herniado é aquele em que se faz um abaulamento entre suas vértebras e pode causar dor se esse abaulamento comprime a medula espinal ou os nervos espinais.

Cada par de vértebras é conectado por uma série de ligamentos curtos do processo acima ao processo abaixo, bem como outros pontos das articulações ósseas. Também existem longos ligamentos que se estendem por todo o comprimento da coluna vertebral. Um ligamento se estende ao longo da maior parte da superfície anterior de cada corpo vertebral, enquanto um ligamento

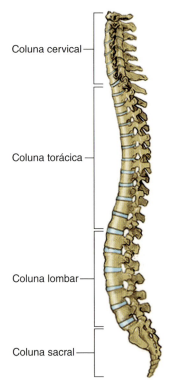

Figura 6.1 As regiões cervical, torácica, lombar e sacral da coluna.

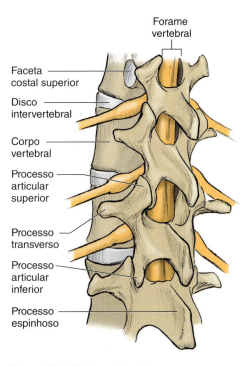

Figura 6.2 Vértebras da coluna.

oposto se estende pela superfície posterior entre os processos. Um terceiro ligamento, o mais forte dos três, o *ligamento amarelo*, se estende por todo o comprimento das superfícies posteriores dentro do canal que abriga a medula espinal. No total, esses ligamentos fornecem uma impressionante estabilidade e mobilidade para a coluna vertebral.

As articulações entre cada vértebra são complexas e variam de acordo com a região e a função. Essas articulações são capazes de movimentos mínimos, como os entre os corpos vertebrais, ou podem ser bastante móveis, como o movimento entre a primeira e a segunda vértebra, que auxiliam nos movimentos do crânio.

Músculos das costas

Os músculos da coluna são bastante complexos. Existem músculos longos que se estendem por todo o comprimento da coluna vertebral e existem músculos diminutos entre cada vértebra. Trabalhando individualmente ou em grupos, esses músculos produzem uma ampla gama de movimentos. Vários músculos das costas com suas origens na coluna que se fixam na escápula ou no braço estão listados no Capítulo 4.

Os músculos da coluna diferem de outros músculos por não ter uma única origem ou inserção. A maioria se origina na pelve e se insere ao longo de cada vértebra da coluna. Outros se originam na vértebra abaixo e se inserem na vértebra acima. Alguns são específicos de uma região, enquanto outros têm segmentos dentro e entre seções.

O músculo que mais atua sobre a coluna vertebral é o eretor da espinha (Fig. 6.3). O nome é aplicado a uma coleção de músculos chamados longuíssimo, espinal e iliocostal. Cada um desses

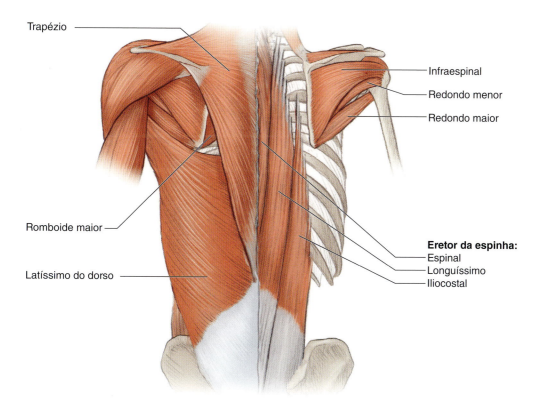

Figura 6.3 Os músculos das costas.

podem apresentar porções específicas a regiões, como o semiespinal da cabeça, o longuíssimo do pescoço e o iliocostal torácico. O eretor da espinha estende a coluna para que se mantenha uma postura ereta. Os músculos puxam a inserção na direção da origem, de modo que, para estender a coluna, as origens são baixas e as inserções são altas nas costas.

Outros músculos das costas incluem o multífido, o quadrado lombar, os rotadores do tórax e os interespinais. Ao total, existem 30 pares de músculos que estendem, rodam, comprimem e fazem a flexão lateral de várias regiões da coluna vertebral.

Anatomia do quadril

A pelve, que forma os quadris, na realidade é formada por três ossos fundidos em cada lado (Fig. 6.4). Os três ossos são o ilíaco, o ísquio e o púbis. A configuração dos três ossos pode ser confusa. A crista sentida lateralmente sob a pele é a crista em formato de leque do ilíaco. Você se senta sobre um marco anatômico específico de seu ísquio. Os dois ossos púbicos se conectam entre si na linha média da parte inferior do abdome. Esses três ossos se fundem, e cada conjunto de três ossos fundidos se conecta com sua contraparte no outro lado através dos ossos púbicos. Posteriormente, os dois ossos ilíacos articulam com cada lado do sacro para formar a articulação sacroilíaca, a qual possui um movimento surpreendentemente pequeno.

Juntamente com os músculos do assoalho pélvico, a pelve gera suporte inferior para os órgãos abdominais, fornece pontos para a inserção muscular, passagens para nervos e vasos sanguíneos e um sítio de articulação óssea com as extremidades inferiores. As lesões sobre esse forte conjunto de ossos não é comum, mas existem várias lesões sobre os tecidos que têm alguma conexão com o cíngulo do membro inferior.

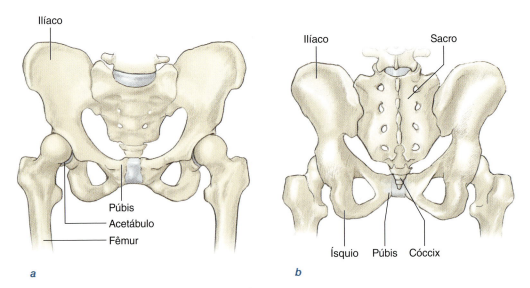

Figura 6.4 Ossos da pelve: *(a)* face anterior; *(b)* face posterior.

Músculos do quadril

As ações primárias do quadril são flexão e extensão. Para a flexão do quadril, dobre seu joelho e eleve-o na direção de seu tronco. A extensão do quadril é o movimento oposto; você move seu membro inferior para trás de seu tronco.

Dois grupos de músculos criam a flexão do quadril. Os músculos primários fazem parte de um grupo chamado iliopsoas. Esse músculo inclui três músculos – o ilíaco, o psoas maior e o psoas menor – que começam nas vértebras lombares inferiores e na profundidade da pelve. (Na realidade, metade das pessoas não possui o músculo psoas menor.) Todos se inserem através de um tendão comum no fêmur para flexionar o quadril e rodar lateralmente o fêmur. Cada músculo psoas também auxilia na flexão lateral do tronco. Músculos secundários para a flexão do quadril são o reto femoral, um dos quatro músculos do quadríceps da coxa (ver p. 149) e o sartório. Apesar de esses músculos serem secundários para a flexão do quadril, eles não são menos importantes. O reto femoral começa na borda do acetábulo e se funde com os três músculos do quadríceps para finalmente se inserir na tíbia, logo abaixo da patela (rótula). O reto femoral primariamente é um extensor do joelho, mas por causa de sua origem na pelve ele também é um flexor do quadril. O sartório é um músculo que se inicia aproximadamente na área passível de lesões no quadril (espinha ilíaca anterior superior) e depois se estende diagonalmente pela face medial da coxa para se inserir atrás da tíbia abaixo do joelho, possuindo várias ações: flexão do quadril, flexão do joelho, abdução do quadril e rotação lateral do quadril. Por exemplo, quando você olha a sola do seu calçado para ver se pisou em um chiclete, todas as ações do sartório são envolvidas.

A extensão do quadril também envolve dois grupos de músculos. Os três músculos isquiotibiais (ver p. 150) se originam próximo às proeminências ósseas sobre as quais você se senta (tuberosidades isquiáticas) e se inserem abaixo do joelho na face posterior da tíbia e da fíbula. A principal função é a flexão do joelho, mas a fixação pélvica também permite que ele estenda o quadril. O outro músculo que participa na extensão do quadril é o glúteo máximo, o maior músculo dos glúteos. Esse é um músculo bastante forte, com uma ampla origem na face posterior da pelve e se estreita para se inserir na face posterior da extremidade superior do fêmur. Em razão da direção diagonal de suas fibras, o glúteo máximo também pode rodar lateralmente o fêmur, bem como auxiliar na extensão do tronco.

Os dois outros músculos glúteos, o glúteo médio e o glúteo mínimo, são assim denominados em razão de seus tamanhos e posições. Eles se originam abaixo do glúteo máximo na face posterior da pelve, mas se inserem em outros locais do fêmur para auxiliar na abdução da coxa (afastando a coxa da linha média do corpo) e rotação lateral da coxa. Dependendo da posição do fêmur, o glúteo mínimo também ajuda a rodar o fêmur medialmente.

Arremesso de bola em decúbito ventral

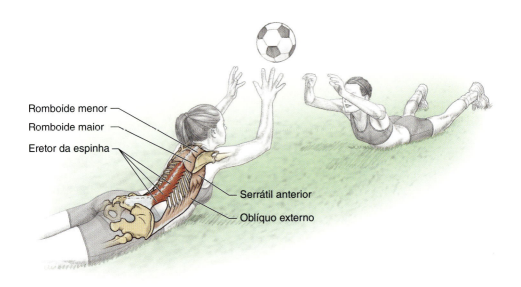

Execução

1. Você precisará de um parceiro para executar este exercício. Fique em decúbito ventral a alguns metros de distância de seu parceiro, frente a frente.
2. Pegue uma bola de futebol, arqueie as costas para elevar o tórax do chão e suavemente arremesse a bola para seu parceiro utilizando igualmente os braços. Pense em um arremesso lateral.
3. Seu parceiro arqueia o corpo para trás para pegar a bola. Ele arremessa a bola de volta para você.
4. Continue arremessando a bola e recebendo de volta de seu parceiro. Arremesse durante 15 segundos e aumente o tempo conforme a força melhorar.

Músculos envolvidos

Primários: eretor da espinha
Secundários: *core* abdominal (oblíquo externo, oblíquo interno, transverso do abdome, reto do abdome), estabilizadores escapulares (como o romboide maior e menor e o serrátil anterior)

Dentro de campo

Estamos aprendendo mais sobre o papel da coluna no esporte. Seu papel no conceito do *core* não deve ser minimizado, parcialmente porque sabemos que algumas lesões sobre as extremidades inferiores frequentemente são precedidas por pequenos incômodos no tronco. Some isso à substancial percentagem de jogadores de futebol que se queixam de dores nas costas. Essas queixas podem ser suficientes para necessitar de avaliação médica, não para afastar o jogador dos treinos. As constantes arrancadas, paradas e mudanças de direção no futebol, giram a coluna sobre si mesma, o que pode levar ao desconforto. Não negligencie o treinamento suplementar do pescoço e da coluna só porque você pensa que esses exercícios não são específicos para o futebol. O fortalecimento dos músculos que se fixam à coluna ajudará na estabilização do *core*, na prevenção de lesões e na diminuição das queixas. Apesar de as extensões das costas em decúbito ventral poderem ser feitas individualmente, o arremesso da bola entre dois parceiros aumenta o sentimento de treinamento em equipe.

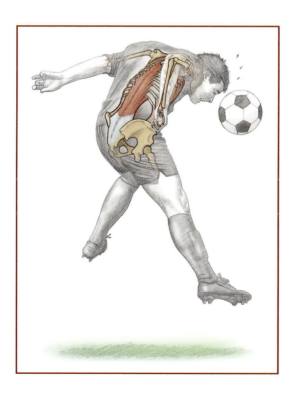

Giro de tronco com passe de bola em posição sentada

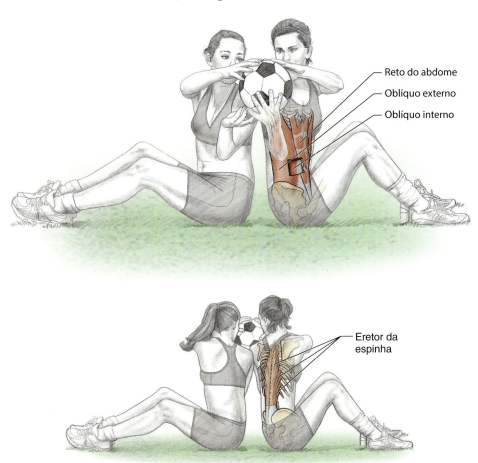

Execução

1. Você precisará de um parceiro para executar este exercício. Sente-se com suas costas apoiadas nas costas de seu parceiro. Você pode estender suas pernas ou mantê-las flexionadas para aumentar o equilíbrio.
2. Segure uma bola de futebol com as duas mãos.
3. Ao mesmo tempo, você e seu parceiro giram para um lado e seu parceiro pega a bola. A seguir ambos giram para o outro lado, e seu parceiro entrega a bola para você. Repita este exercício por aproximadamente 15 segundos, aumentando o tempo conforme a força melhorar.

Músculos envolvidos

Primários: *core* abdominal
Secundários: extensores da coluna (eretor da espinha, multífido)

Dentro de campo

Jogadores de futebol estão entre os atletas mais ágeis que se tem conhecimento. A agilidade é definida como a capacidade de mudar de velocidade, direção e nível de modo rápido e preciso. O processo de mudança de direção geralmente envolve a execução de uma finta para fazer o oponente se mover em uma direção enquanto o jogador toma outra direção. Essa finta é mais efetiva se o giro de tronco é executado para ajudar a enganar o oponente. O oponente achará que o resto do corpo seguirá a direção do tronco. (Um velho adágio do treinamento é olhar para os números das camisas na crença de que elas diriam para onde o oponente está indo.) Jogadores muito habilidosos e experientes sabem disso e usarão o tronco para confundir o oponente. Este exercício é bom não somente como parte de um treinamento do *core*, mas também para ajudar que os movimentos do jogador se tornem mais difíceis de prever. Conforme o jogador se torna mais eficiente neste exercício, ele tentará (geralmente por conta própria) executar esse movimento cada vez mais rápido. Na sala de musculação, alguns trocam a bola de futebol por uma de *medicine ball*, acrescentando efetivamente resistência ao movimento.

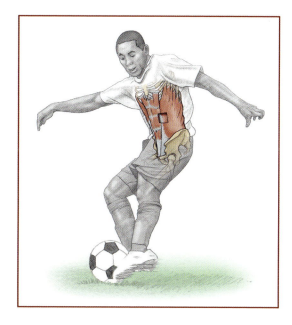

VARIAÇÃO
Giro com bastão

O giro com bastão é a versão solo do exercício acima descrito. O giro com bastão, um exercício fundamental no golfe, requer somente um bastão comum. Tente não gerar um momento excessivo. Faça o giro sob controle, com o objetivo de aumentar os limites do arco de movimentos do tronco, não para ver com que velocidade você consegue fazer o movimento.

Cabo de guerra por baixo do corpo

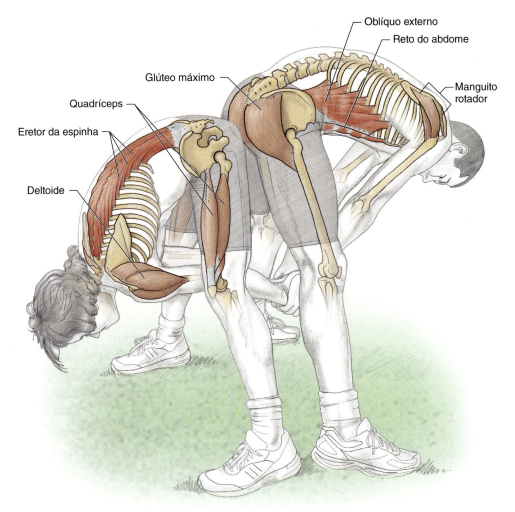

Execução

1. Você precisará de um parceiro para este exercício – um que tenha aproximadamente o mesmo tamanho e força que você. Fique de costas para seu parceiro, ambos com os membros inferiores bem afastados.
2. Incline para a frente e passe suas mãos pelo meio das suas pernas, segurando nas duas mãos de seu parceiro.
3. Após o sinal "vai", tente desequilibrar seu parceiro enquanto ele tenta desequilibrar você.
4. Pare, faça uma pausa de alguns segundos e repita.

Músculos envolvidos

Primários: reto do abdome, oblíquo externo e oblíquo interno para flexão do tronco; eretor da espinha para extensão da coluna

Secundários: músculos do antebraço (principalmente flexores do punho e dos dedos, incluindo flexor radial e ulnar do carpo, palmar longo, flexor superficial e profundo dos dedos e flexor longo do polegar) para segurar e manter as mãos; manguito rotador e outros músculos do ombro (como o deltoide, o romboide maior e o menor, o levantador da escápula e o serrátil anterior) para manter a integridade da articulação do ombro; grandes músculos do quadril e da coxa, incluindo os glúteos (glúteo máximo, médio e mínimo), quadríceps (vasto medial, vasto lateral, vasto intermédio e reto femoral), músculos isquiotibiais (bíceps femoral, semitendíneo e semimembranáceo) e gastrocnêmio para manter o equilíbrio, a postura ereta e ajudar a puxar o parceiro

Dentro de campo

O exercício pode ser encontrado nos livros de treinamento desde as décadas de 1950 e 1960. Ele é muito efetivo como um meio dinâmico para trabalhar a flexão e a extensão do tronco, bem como o equilíbrio e a coordenação do tronco e da coluna, juntamente com as extremidades superior e inferior. Jogadores jovens encontram a combinação de exercício e competitividade de modo divertido para testar os dois jogadores. Assim como em outros exercícios competitivos, os jogadores podem ser carregados quando tentam superar a força de seus parceiros e "vencer" o exercício.

De um lado, essa tarefa individual trabalha o tronco e a coluna. De outro, é um exercício corporal total que requer equilíbrio, coordenação, força e, se executado por tempo suficiente, alguma resistência muscular local; todas as coisas boas para um jogo como o futebol.

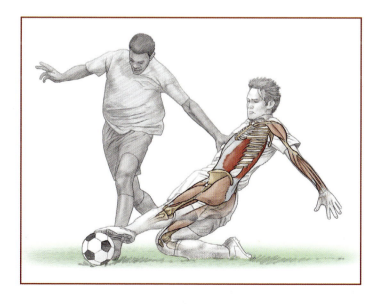

Extensão do tronco na bola de estabilidade

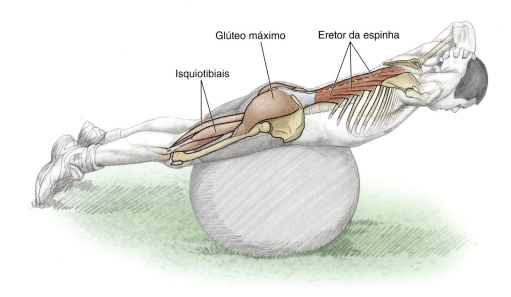

Execução

1. Incline para a frente e coloque seus quadris sobre a bola de estabilidade, mantendo seus pés no chão. Continue a inclinar para a frente, envolvendo seu tronco sobre a bola. Cruze seus dedos por trás da cabeça.
2. Eleve seu tronco da bola, mantendo o queixo encaixado no tronco para estabilizar o pescoço.
3. Retorne lentamente à posição inicial.

Músculos envolvidos

Primários: eretor da espinha
Secundários: trapézio, romboide maior e menor, glúteo máximo, isquiotibiais

Dentro de campo

A lesão traumática aguda sobre a coluna, felizmente, é rara no futebol. Mas isso não significa que a coluna dos jogadores de futebol seja imune a problemas. Quando estudos de investigação de lesões analisam além das lesões agudas e perguntam aos jogadores sobre queixas musculoesqueléticas (coisas que incomodam, mas não impedem de treinar), a dor nas costas é citada por mais de 50% dos jogadores adultos de nível elevado. E as queixas de dores nas costas não são somente uma queixa de jogadores adultos – mais de 40% dos jogadores menos habilidosos em idades de 14 a 16 anos se queixam de dores nas costas. Alguns pesquisadores investigam se a dor de baixo nível sem um incidente específico pode ser o primeiro sinal de alerta para uma

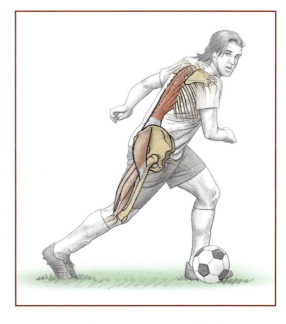

lesão por uso excessivo, como uma fratura por estresse. Uma fratura por estresse da coluna pode levar a um afastamento por longo período, de modo que os atletas devem fazer o máximo para diminuir o estresse sobre a coluna de modo a manter sua capacidade de jogar.

VARIAÇÃO
Abdominal oblíquo

Você pode aumentar a carga de trabalho sobre os oblíquos fazendo exercícios abdominais para os oblíquos em decúbito lateral sobre a bola de estabilidade e fazer a flexão lateral para o lado oposto da bola.

Extensão de pernas na posição reversa

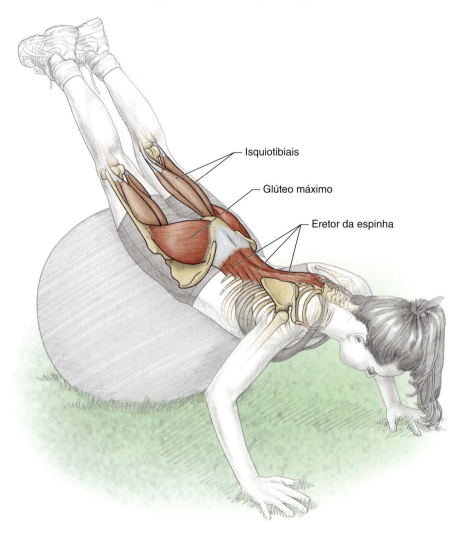

Execução

1. Escolha uma bola de estabilidade apropriada para o seu tamanho; uma bola muito grande pode não permitir que você toque o chão com as mãos e os pés ao mesmo tempo; uma bola muito pequena oferece pouca dificuldade.
2. Deite sobre a bola de modo que a parte inferior do abdome se posicione sobre ela. Estenda seus braços, colocando as palmas das mãos no chão. Suas pernas devem estar estendidas de modo que os dedos do pé toquem o chão.
3. Estendendo seu quadril, eleve ambas as pernas o máximo possível, mantendo os joelhos estendidos.
4. Retorne lentamente à posição inicial.

Músculos envolvidos

Primários: glúteo máximo, eretor da espinha
Secundários: isquiotibiais

Dentro de campo

O cabeceio é uma habilidade difícil de dominar. Aqueles que são bons no cabeceio são membros valorizados da equipe. Em pé, deve ser óbvio que grande parte da força de seu cabeceio vem do impulso contra o chão para gerar energia necessária para uma oportunidade bem-sucedida de cabeceio. Durante o salto, sem o chão para dar impulso, é necessário que você coordene a hiperextensão de seu tronco com uma rápida flexão a fim de aplicar força sobre a bola. Em um jogo, essa oportunidade pode acontecer umas duas vezes, mas a prática do cabeceio (para jogadores de idade apropriada) pode gerar várias oportunidades para esse movimento de hiperextensão--flexão e músculos da coluna. Exercícios que recrutam os músculos eretores da espinha ajudarão a suportar as vértebras durante essa difícil habilidade.

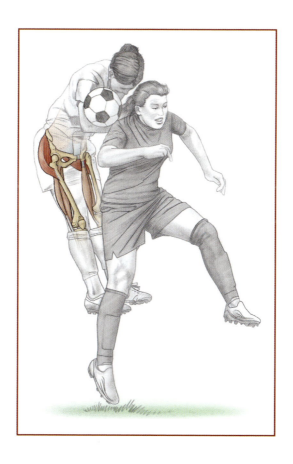

Extensão lombar com o parceiro

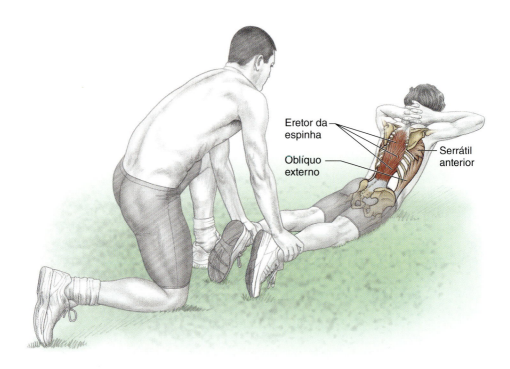

Execução

1. Você precisará de um parceiro para este exercício. Fique em decúbito ventral no chão e cruze suas mãos por trás da cabeça. Seu parceiro se ajoelha próximo aos seus pés e segura seus tornozelos no chão.
2. Lentamente, estenda sua coluna, elevando seu tronco e seus ombros do chão.
3. Com controle, abaixe o tronco até o chão e repita. Não exagere no início; evite muitas repetições ou estender demais o tronco. Comece com poucas repetições e gradualmente aumente a intensidade do exercício.
4. Troque de posições com seu parceiro.

Músculos envolvidos

Primários: eretor da espinha
Secundários: *core* abdominal, romboide maior e menor, serrátil anterior, trapézio inferior

Dentro de campo

O chute forte no futebol requer a hiperextensão das costas no final da fase de preparação. Observe o grau de hiperextensão do quadril e do tronco quando se prepara para chutar a bola com força. Isso pode ocorrer mais frequentemente em um treino ou em um jogo do que o observado em um cabeceio poderoso. Acrescente esse movimento à chance real de haver algum torque angular sobre a coluna quando se aproxima da bola, como um chutador de futebol americano. Você provavelmente nunca se deu conta do quanto sua coluna está envolvida no futebol.

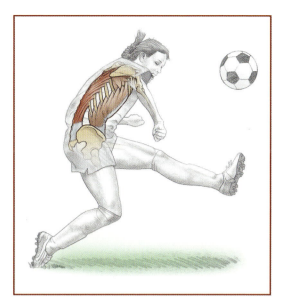

VARIAÇÃO
Extensão lateral com rotação

Esta variação inclui os oblíquos. Simplesmente faça o exercício conforme descrito, somente alternando um giro para cada lado a cada repetição. Conforme você se tornar mais forte, pode tentar girar para ambos os lados a cada repetição.

Extensão lombar na posição inclinada

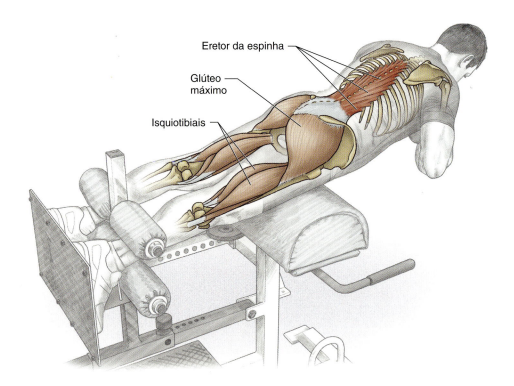

Execução

1. Fique em decúbito ventral sobre uma cadeira romana colocando seus pés na plataforma de modo a prender os tornozelos sob os apoios. Suas coxas estarão sobre as almofadas e seus braços cruzados sobre o tórax. O quadril precisa estar livre para se mover.
2. Abaixe lentamente o tronco em direção ao solo.
3. Eleve o tronco até que esteja alinhado com seus membros inferiores.
4. Não tente realizar muitas repetições. Comece com poucas e gradativamente adicione mais algumas à medida que você for se fortalecendo.

Músculos envolvidos

Primários: eretor da espinha
Secundários: glúteo máximo, isquiotibiais

Dentro de campo

Um estudo recente avaliou as fraturas por estresse para uma área particular da coluna lombar em atletas jovens. O nome da lesão é complicado: espondilólise. A causa exata ainda está em estudo; se ela se inicia como um evento específico ou se há um componente genético. A carga axial (compressão da extremidade dos ossos) ou movimentos de giro repetitivos são sugeridos como potenciais responsáveis. A carga axial não é tão comum no futebol, mas o giro excessivo é bastante comum. Repouso é o melhor tratamento para essa condição, e a maioria dos médicos indica três ou mais meses de afastamento para o restabelecimento completo. A maioria dos especialistas em medicina do esporte acredita que o aumento das forças dos músculos ao redor de ossos e articulações suscetíveis pode prevenir o problema. Isso é especialmente verdadeiro para as costas, uma área com reputação de ser fraca e mal condicionada.

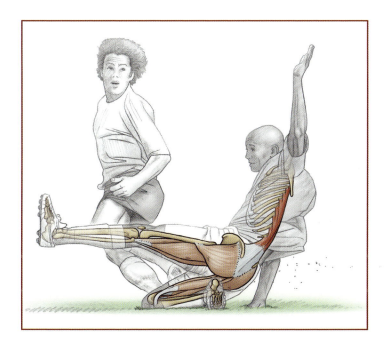

Flexão do tronco para a frente ou "Good morning"

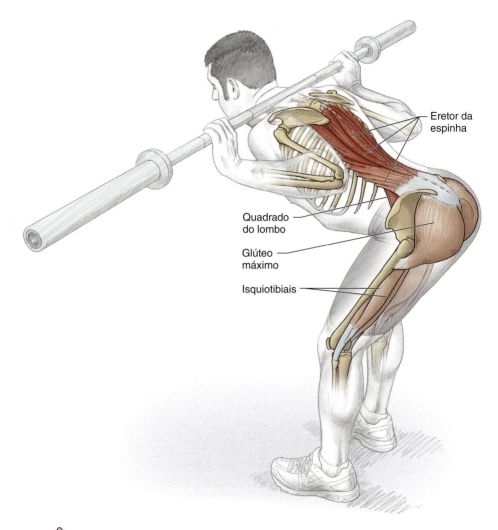

⚠️ **DICA DE SEGURANÇA** Não há necessidade de utilizar cargas muito pesadas para este exercício. Uma leve flexão dos joelhos pode facilitar um pouco a execução.

Execução

1. Fique em pé com seus pés afastados, com leve flexão dos joelhos. Coloque uma barra longa por sobre seu músculo trapézio.
2. Lentamente incline o tronco à frente, mantendo-o reto, e a cabeça para cima, até que o ângulo entre o tronco e a coxa fique em aproximadamente 90°.
3. Faça uma pausa quando estiver abaixado e a seguir eleve lentamente o tronco.

Músculos envolvidos

Primários: eretor da espinha, quadrado do lombo
Secundários: glúteo máximo, isquiotibiais

Dentro de campo

A maioria dos exemplos até o momento foi direcionada para jogadores de linha. O goleiro tem uma posição única. Ele passa grande parte do tempo afastado da ação, falando com seus defensores sobre o posicionamento e os movimentos do oponente que possam não estar sendo observados. Mais importante, o goleiro geralmente necessitará fazer três ou mais defesas para manter sua equipe no jogo. Essas ações são altamente balísticas e frequentemente acrobáticas e podem gerar a admiração de espectadores e dos outros jogadores. Uma ponte, com o arqueamento das costas para defender a bola com a ponta dos de-

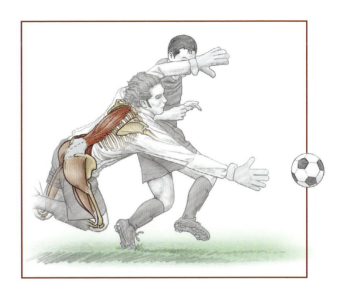

dos, afastando o perigo, requer que a musculatura esteja preparada para atuar a qualquer momento. Como o goleiro também pode utilizar suas mãos, o tronco e os membros superiores possuem um papel ímpar em comparação com os jogadores de linha. Os goleiros estão ficando maiores, com jogadores de 1,88 m ou mais altos rotineiramente defendendo as traves. Somente o comprimento de um goleiro desse tamanho muda o torque sobre suas articulações.

VARIAÇÃO

Extensão das costas na máquina

As máquinas oferecem um meio seguro e estável para isolar um grupo muscular. Atletas com história ou queixas de dor nas costas, bem como os que retornam de lesões, devem utilizar uma máquina de extensão das costas como sua primeira escolha.

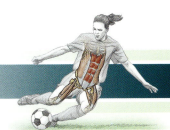

CAPÍTULO 7
ABDOME

Em muitos casos, a velha guarda estava certa a respeito de muitas coisas sobre o treinamento do futebol. Exercícios que parecem novidade nos dias de hoje geralmente podem ser encontrados nos livros de treinamento de décadas atrás. Só porque alguém foi treinador nas décadas de 1950 ou 1960 não significa que ele não conhecia o jogo. Apesar de termos revisado suas recomendações para reposição de líquidos e corridas de longa distância para melhorar o condicionamento físico, seus conceitos sobre o treinamento individual com bola estão sendo revisitados à medida que métodos de treinamento passam pelos inevitáveis ciclos. Técnicos de uma ou duas gerações atrás podem pedir para que seus jogadores façam abdominais para fortalecer a musculatura abdominal e resistir contra colisões. Atualmente, a maioria das pessoas, incluindo atletas, apontará para sua musculatura abdominal quando perguntados sobre seu *core*, provavelmente dizendo algo sobre "abdome tanquinho". Na realidade, o *core* é muito mais do que somente os músculos abdominais, ele diz respeito à seção central do corpo, que vai do quadril aos ombros. Ao redor desse centro ocorrem todos os movimentos.

Um *core* forte é a plataforma em torno da qual os membros atuam. Para que as extremidades superior e inferior se movam ao redor do tronco de modo mais coordenado, os músculos do *core*, dos quais a musculatura abdominal é somente uma parte, precisam estabilizar o quadril, a coluna e o tronco. Se o tronco não fica estável durante o movimento, os membros devem compensar os movimentos inesperados vindos dele. Para demonstrar isso, fique apoiado em uma perna, feche os olhos e observe o que acontece com a perna elevada e os membros superiores conforme o tronco se desloca pelo fato de estar apoiado em um só membro inferior. As reações desse tipo nas situações agitadas e descontroladas de um jogo podem levar a respostas desfavoráveis, como uma lesão. De fato, registros em vídeo de jogadores que sofreram lesões no joelho sem contato físico demonstram que imediatamente antes da lesão o tronco balançou levemente, o jogador reagiu de modo um pouco diferente do esperado, e o joelho falhou. Esse é o motivo pelo qual o treinamento do *core* faz parte de quase todos os programas de prevenção de lesões de joelho, como o The 11+ (ver Capítulo 2, p. 18).

Com o passar do tempo, o *core* deixou de ser treinado somente no final da atividade ("alguns abdominais") para ser um dos elementos-chave – alguns podem considerá-lo *o* elemento-chave – no programa de treinamento. Em razão das dezenas de livros, centenas de opções de exercícios e milhares de sites da internet dedicados ao treinamento do *core*, a escolha das opções de treinamento pode ser desafiadora.

A musculatura abdominal inferior, entre a caixa torácica e a pelve, é como um cilindro. Lateralmente temos os músculos abdominais, os músculos espinais e a fáscia lombodorsal. O diafragma acima e o assoalho pélvico abaixo formam as extremidades do cilindro.

Músculos abdominais

O abdome tem situação ímpar, pois as estruturas esqueléticas para fixações musculares são de outras regiões do corpo. De cima, alguns músculos abdominais se originam nas costelas e de baixo, outros se originam na pelve. Das costas, outros músculos se originam da coluna vertebral e uma camada muito forte de tecido tendíneo na região lombar chamada fáscia lombodorsal (algumas vezes chamada fáscia toracolombar). Por causa das localizações limitadas para inserção óssea para a musculatura abdominal inferior, porções dos músculos que se direcionam para a frente se fixam a um tendão chamado linha alba que vai do esterno até a pelve. Isso confere a certos músculos uma fixação para tracionar. Existem algumas articulações ou ligamentos tradicionais no abdome. A estrutura da pelve foi delineada no Capítulo 6.

Os músculos mais evidentes do abdome são o transverso do abdome, o oblíquo externo e o oblíquo interno (Fig. 7.1). A disposição e a função desses músculos são complexas. Esses três músculos são lâminas planas que se localizam uma sobre a outra. Eles recebem seus nomes de acordo com a direção de suas fibras e a localização de suas camadas. Um quarto músculo, o reto do abdome, está envolto pelos tendões da linha média, que é chamada bainha do reto.

O par de músculos que forma o reto do abdome localiza-se lado a lado e adjacente à linha média, entre os ossos do esterno e do

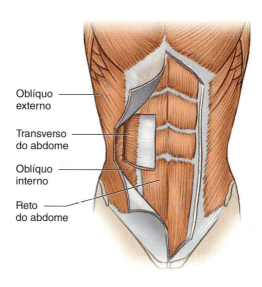

Figura 7.1 Transverso do abdome, oblíquo externo, oblíquo interno e reto do abdome.

púbis, a parte inferior do abdome. O reto do abdome se origina onde os dois ossos púbicos se unem (a sínfise púbica). As fibras se estendem até a ponta do esterno (o processo xifoide) e superfícies vizinhas da V à VII costelas. Esse músculo é único pelo fato de possuir tendões dentro dele. Na maioria dos casos, tendão é uma ligação entre um músculo e um osso, mas o reto do abdome possui três tendões que dividem o músculo em seções distintas. Quando esse músculo é bem treinado e a camada de gordura abaixo da pele é fina, o resultado é o altamente cobiçado "abdome de tanquinho".

O oblíquo externo forma a camada mais externa dos músculos abdominais que envolvem o abdome inferior. Suas fibras se encontram em direção diagonal. Ele se origina lateralmente na superfície externa das oito costelas inferiores, e as fibras se encontram diagonalmente para *baixo* na direção da pelve para se inserir na crista ilíaca (aquela crista óssea na região lateral da sua cintura), bainha do reto e linha alba.

O oblíquo interno se localiza logo abaixo do oblíquo externo, e suas fibras se estendem perpendicularmente entre si. O oblíquo interno se origina a partir da fáscia lombodorsal da região lombar e da crista ilíaca adjacente da pelve. Suas fibras se estendem diagonalmente *até* as superfícies externas da IX a XII costelas, a bainha do reto e a linha alba.

O músculo abdominal mais profundo é o transverso do abdome. Esse músculo possui uma ampla área de origem na superfície externa e lateral das seis costelas inferiores, fáscia lombodorsal e crista ilíaca. Suas fibras se estendem horizontalmente para se inserir na linha alba e na bainha do reto. Não cometa o erro de chamar esse músculo de transverso abdominal oblíquo. As fibras são horizontais, não diagonais, de modo que acrescentar *oblíquo* contradiz o *transverso* de seu nome.

Esses três músculos conectam a linha alba através de tendões planos muito longos porque o tecido muscular real termina lateralmente à linha média. Os únicos músculos propriamente ditos que estão localizados em ambos os lados do umbigo é o par de músculos que formam o reto do abdome.

Muitas pessoas acreditam que os músculos abdominais fazem a flexão e rotação do tronco de modo coletivo. Mas considerando a direção das fibras musculares, é difícil que o reto do abdome auxilie na rotação e que o transverso do abdome atue na flexão do tronco.

Sabendo a direção das fibras, as fixações e o papel dos músculos que aproximam a inserção de sua origem, as ações dos músculos abdominais são previsíveis, embora complexas. Lembre-se também de que esses músculos podem trabalhar com seus parceiros no lado oposto ou trabalhar isoladamente. Vamos falar primeiro do oblíquo externo. Quando os dois oblíquos externos se contraem, eles flexionam o tronco. Quando o músculo do lado direito se contrai, o tronco flexiona lateralmente para a direita. Além disso, quando o músculo no lado direito se contrai, o tronco pode rodar para a esquerda.

O oblíquo interno é similar, mas tem uma diferença importante. Contraia os dois lados para flexionar o tronco. Contraia o músculo no lado direito, e o tronco flexiona lateralmente para a direita. A diferença é com a rotação. Contraia o músculo no lado direito, e o tronco roda para a direita.

O transverso do abdome possui diferentes ações isoladas. Quando ativado, ele aumenta a pressão intra-abdominal e fornece suporte para os órgãos abdominais.

O músculo abdominal final, o reto do abdome, flexiona o tronco e também auxilia na flexão e na rotação lateral.

Coletivamente, todos esses quatro músculos abdominais trabalham entre si e com os músculos longos da coluna (ver Capítulo 6) para gerar apoio e estabilização para o que muitos profissionais do esporte e do condicionamento chamam de complexo lombo-pelve-quadril.

Os abdominais também executam outras tarefas. Eles contribuem para a integridade da coluna vertebral. De fato, músculos abdominais fracos geralmente são responsáveis pela dor lombar causada pelo desalinhamento dos discos intervertebrais. Os abdominais também podem auxiliar na expiração. Quando contraem, eles comprimem os órgãos subjacentes que empurram o diafragma para cima, aumentando a pressão intratorácica e ajudando a empurrar o ar para fora dos pulmões. A maioria das pessoas pode perceber a contribuição da musculatura abdominal durante a evacuação intestinal.

Aqueles que optam por aprimorar seus conhecimentos sobre exercícios abdominais e condicionamento do *core* encontrarão dezenas de exercícios destinados a ativar áreas bastante específicas do *core* como a musculatura abdominal superior, média e inferior. Essa especificidade assegurará que todos os aspectos de cada músculo sejam ativados. Em razão da abundância de opções de exercícios, é fácil cometer exageros e implementar um número excessivo de exercícios à custa do treinamento técnico e tático para o jogo. Os atletas devem ser encorajados a realizar seus treinamentos para o *core* em um momento separado do treinamento em equipe, reservando alguns exercícios de *core* para o aquecimento.

Abdominal invertido

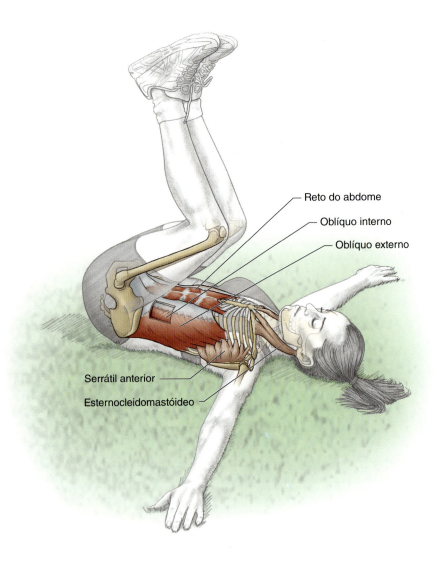

Execução

1. Fique em decúbito dorsal no chão e afaste lateralmente seus braços para aumentar o equilíbrio. Mantenha cabeça, pescoço e ombros no chão.
2. Flexione os quadris e os joelhos e eleve os joelhos até eles ficarem sobre os quadris.
3. Faça a flexão puxando os joelhos na direção da cabeça. Faça o exercício lentamente. O movimento primário é de puxar os joelhos na direção da cabeça. Não mova os ombros ou a cabeça na direção dos joelhos.
4. Pause e retorne à posição inicial.

Músculos envolvidos

Primários: reto do abdome, oblíquo externo, oblíquo interno
Secundários: esternocleidomastóideo, serrátil anterior, romboide maior e menor, fibras ascendentes do trapézio, psoas maior e menor

Dentro de campo

Um *core* forte é muito importante no esporte para a postura e o condicionamento geral, para o desempenho e o aprimoramento da habilidade e para prevenção contra lesões. Um *core* forte sustenta os movimentos dos membros e minimiza movimentos indesejados geralmente observados em jogadores menos habilidosos. Grande parte da habilidade necessária para jogar futebol envolve a rotação ao redor de um eixo, e um *core* forte é a base para um movimento eficiente. Um *core* forte também é um fator para boa postura. Os músculos trabalham melhor quando o esqueleto está adequadamente alinhado. Uma postura relaxada aumenta o esforço do movimento. O desempenho é aprimorado quando o corpo não utiliza músculos desnecessários para executar um movimento. Os benefícios de um *core* forte, com se sabe, vão além da prevenção contra lesões. Algumas lesões dos membros inferiores, especialmente as lesões ligamentares do joelho, estão relacionadas a um *core* fraco, que permite leves movimentos que precisam ser compensados no joelho.

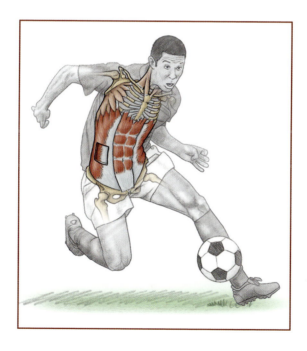

Abdominal infra com bola de futebol

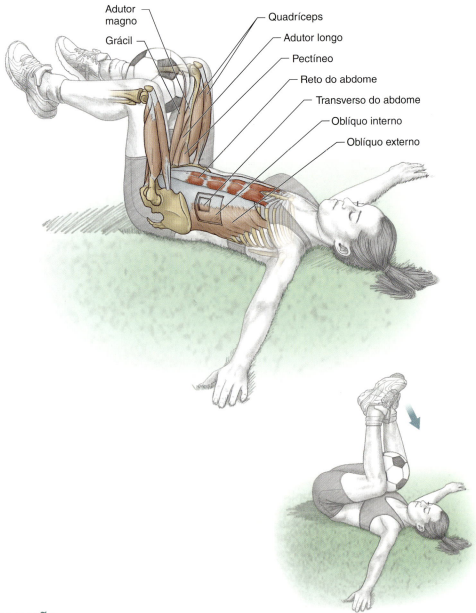

Execução

1. Fique em decúbito dorsal, braços afastados lateralmente e joelhos flexionados com as coxas perpendiculares ao chão. Aperte uma bola de futebol entre seus joelhos.
2. Puxe seus joelhos em direção ao tórax elevando sua pelve do chão, tentando posicionar suas pernas perpendicularmente ao chão.
3. Lentamente retorne o quadril e pernas à posição inicial.

Músculos envolvidos

Primário: reto do abdome
Secundários: oblíquo externo, oblíquo interno, transverso do abdome, quadríceps (vasto medial, vasto lateral, vasto intermédio, reto femoral), flexores do quadril (psoas maior e menor, ilíaco), adutores (adutor magno, adutor longo, adutor curto, pectíneo, grácil)

Dentro de campo

O treinamento do *core* passou de uma atividade secundária para se tornar um foco primário do treinamento. Mais do que os músculos abdominais, o *core* inclui todos os músculos que cruzam o centro do corpo – músculos que atuam em conjunto para acelerar e desacelerar quase todas as atividades em todos os esportes. A força desenvolvida nas extremidades inferiores pode diminuir conforme a energia passa para cima na cadeia de movimento, dessa forma o desenvolvimento do *core* ajuda a transferir a força para as extremidades para melhora do desempenho. Como o futebol possui várias mudanças abruptas de velocidade, direção ou ambos, um *core* fraco pode dar margem ao tronco e membros superiores de reagirem às alterações de modo descontrolado, colocando os membros inferiores em uma posição de risco para lesões. Foi observado que movimentos desajeitados do tronco precedem lesões do ligamento cruzado anterior.

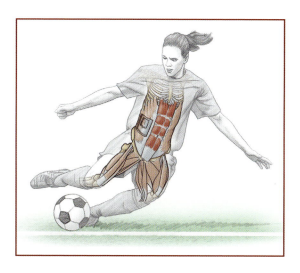

VARIAÇÃO

Abdominal do capitão

Vários exercícios se destinam ao fortalecimento do *core*. O abdominal infra com bola de futebol pode ser realizado no campo. Uma variação deste exercício focaliza o reto do abdome e pode ser feito na sala de musculação, utilizando a cadeira do capitão. Faça apoio sobre seus antebraços nesse aparelho, flexione os joelhos e eleve-os na direção do tórax.

Abdominal "bicicleta"

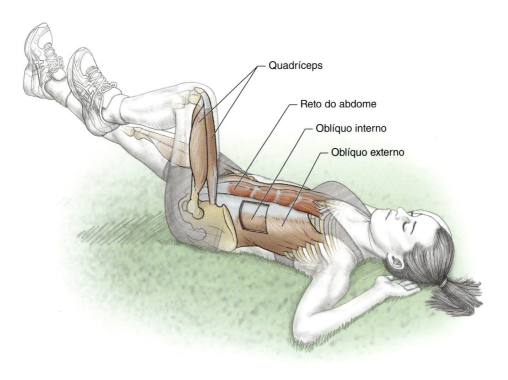

Execução

1. Fique em decúbito dorsal no chão com suas mãos atrás da cabeça, e seus dedos se tocando. Os ombros devem estar apoiados ao chão.
2. Flexione uma perna na direção do tórax de modo que a coxa fique em um ângulo aproximado de 90° em relação ao tronco. Direcione a outra perna para cima de modo que a coxa fique em um ângulo de 45° em relação ao tronco.
3. Alterne as pernas para a frente e para trás simulando o movimento de pedalar uma bicicleta.

Músculos envolvidos

Primário: reto do abdome
Secundários: flexores do quadril, quadríceps, adutores, oblíquo externo, oblíquo interno

Dentro de campo

Vários exercícios de treinamento do *core* são feitos de modo lento e controlado. Esses exercícios podem ser feitos lenta ou rapidamente, dependendo de seus objetivos. Quando feitos rapidamente, o *core* é exposto a movimentos dos membros em maior velocidade, similar à experimentada durante as competições. Muitos especialistas sugerem que o treinamento do *core* seja feito em alta velocidade somente por esse motivo. O aumento da velocidade do movimento torna o exercício mais funcional e dinâmico, ajudando a preparar o *core* para as situações explosivas e reativas de equilíbrio que acontecem a cada quatro a seis segundos. Um *core* forte ajuda a transferir a potência desenvolvida com os exercícios deste livro para o campo de jogo.

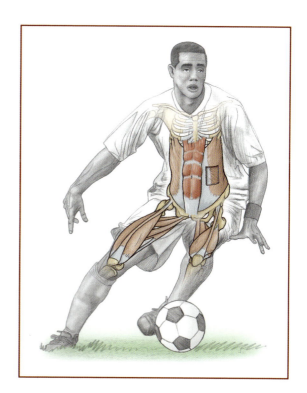

VARIAÇÃO
Abdominal da "bicicleta" com giro do tronco

Para tornar o exercício mais intenso e aumentar o envolvimento dos oblíquos interno e externo, coloque o cotovelo direito sobre o joelho esquerdo e vice-versa.

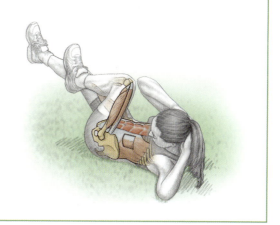

Abdominal com elevação vertical dos membros inferiores

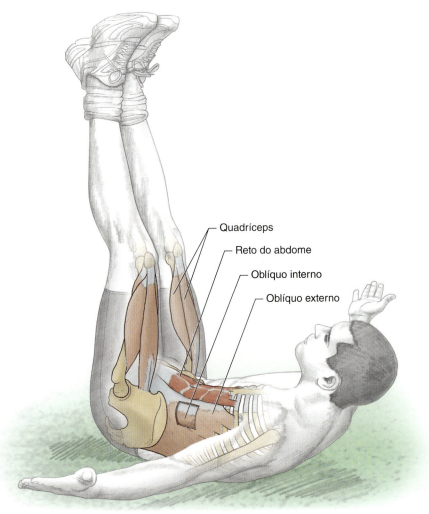

Execução

1. Fique em decúbito dorsal com as mãos no chão, ao lado do corpo.
2. Flexione o quadril a fim de colocar as pernas na posição vertical. Você pode preferir cruzar seus pés.
3. Faça um abdominal lentamente. Tente levar o esterno em direção às coxas. Não flexione o pescoço.
4. Retorne à posição inicial e repita.

Músculos envolvidos

Primário: reto do abdome
Secundários: oblíquo externo, oblíquo interno, flexores do quadril, quadríceps

Dentro de campo

Muito trabalho foi feito para determinar quais porções da musculatura abdominal são utilizadas na maioria dos exercícios específicos. O conceito geral é que os exercícios abdominais rotineiros focalizam principalmente a porção superior dos abdominais. Quando em decúbito dorsal com o quadril flexionado para elevar as pernas, o foco se desvia para a parte inferior do abdome. A execução dos dois tipos de abdominais permite o treinamento de uma maior porção da massa abdominal total. Isso é importante quando se pensa sobre a transferência de força durante a execução de habilidades. A concentração da energia cinética para o chute começa quando o pé apoiado atinge o chão. A força aumenta e é transferida para a perna através do abdome e dos quadris e na direção da perna de chute. Você pode perder grande parte dessa força se o *core* falhar em controlar totalmente o tronco, perdendo energia em uma rotação indesejada do tronco ou outro movimento. O envolvimento de toda a musculatura abdominal com *core* por inteiro fixa o tronco e permite a transferência de força cinética de um elo da corrente para outro. Apesar de este ser um exercício abdominal, provavelmente você experimentará certa flexão do quadril. Tente manter seu pescoço em posição neutra, não deixando o queixo tocar o tórax. Para aumentar a resistência, segure uma *medicine ball* pequena com os braços estendidos e mova a bola em direção aos pés ou ultrapassando-os durante o movimento.

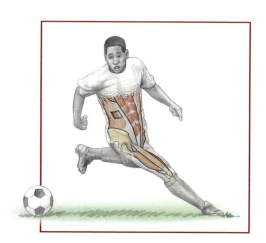

VARIAÇÃO
Exercício abdominal vertical completo

Essa pequena variação muda o foco do exercício abdominal vertical. Coloque as mãos atrás da cabeça ou ao lado do corpo para aumentar a estabilidade e faça um abdominal de rotina, mas desta vez empurre os pés em direção ao teto, para fazer com que seu corpo assuma um formato de U. Isso efetivamente desloca o foco que estava somente no reto do abdome, e recruta mais músculos do *core*.

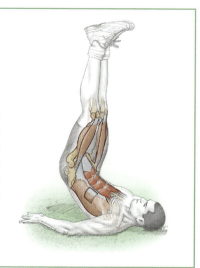

Abdominal com elevação unilateral de membro inferior

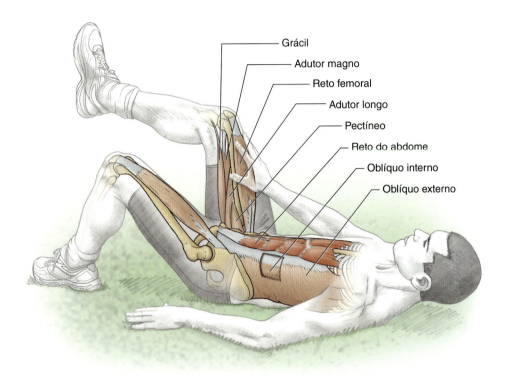

Execução

1. Fique em decúbito dorsal no chão com seus pés apoiados e os joelhos flexionados.
2. Levante a perna direita até que o joelho e o quadril formem um ângulo de 90°.
3. Posicione a mão direita na coxa um pouco abaixo do joelho.
4. Use seus abdominais para promover a flexão do tronco enquanto resiste ao movimento com sua mão.
5. Troque para a perna esquerda e repita.

Músculos envolvidos

Primários: reto do abdome, psoas maior e menor, ilíaco
Secundários: reto femoral, adutor, oblíquo externo, oblíquo interno

Dentro de campo

Apesar de este exercício estar listado como um exercício abdominal, também é um exemplo de exercício de treinamento de força feito no campo para flexão do quadril. As lesões por distensão do quadril estão se tornando mais comuns no futebol e, como as distensões dos isquiotibiais, parecem resultar da maior velocidade do jogo moderno. As lesões por distensão ocorrem quando um músculo se contrai fortemente durante seu alongamento. Na corrida intensa, pouco antes da perna que está à frente deixar o chão, os flexores do quadril estão alongados. Quando o pé deixa o chão, o quadril flexiona forçadamente. Essa combinação de forças de alongamento e contração pode romper o músculo. Isso também pode ocorrer durante um chute forte, como em um tiro de meta. Existem cerca de seis músculos ligados, como os flexores do quadril, com aproximadamente a metade sendo músculos clássicos da virilha (adutores) que também auxiliam na flexão do quadril. Os outros músculos, o reto femoral (um dos quatro músculos que formam o quadríceps), o iliopsoas e o sartório atuam na flexão do quadril como ação primária. Este exercício se destina a melhorar a força desses principais flexores do quadril. Entretanto, esse não deve ser o único método de prevenção contra a distensão da musculatura flexora do quadril. O agachamento unilateral com deambulação (p. 34, no Capítulo 2) também deve ser executado em cada sessão de treinamento para prevenir contra essa lesão, que causa tanta frustração.

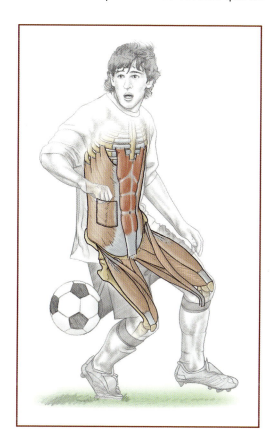

VARIAÇÃO
Abdominal com uso do braço oposto

O uso do braço oposto requer que o tronco gire, aumentando o uso da musculatura oblíqua externa e interna. Além disso, esse método também aumenta o uso de um grupo menos conhecido, mas muito importante: os músculos do assoalho pélvico, o levantador do ânus e o coccígeo.

Elevação do tronco na bola de estabilidade

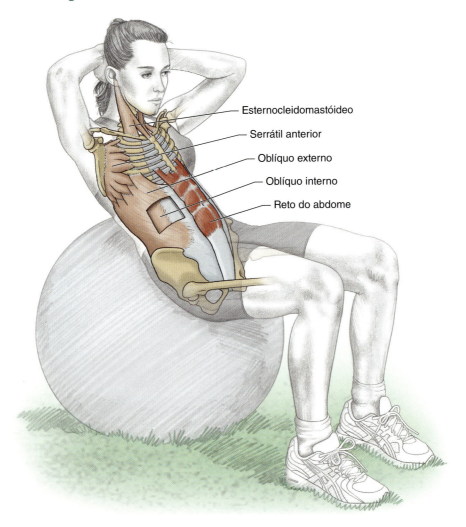

Esternocleidomastóideo
Serrátil anterior
Oblíquo externo
Oblíquo interno
Reto do abdome

Execução

1. Fique em decúbito dorsal sobre uma bola de estabilidade grande de modo que a bola fique sob sua região lombar. Seus pés devem estar apoiados completamente no chão e afastados a uma distância confortável, que ajude a manter a estabilidade. Suas coxas devem estar em paralelo ao chão e os joelhos flexionados em 90°. Coloque as mãos atrás da cabeça.
2. Utilizando sua musculatura abdominal, eleve lentamente seus ombros da bola, o máximo possível. Mantenha o pescoço o mais reto possível para evitar encostar o queixo no tórax.
3. Pause no topo do movimento antes de retornar lentamente para a posição inicial.

Músculos envolvidos

Primário: reto do abdome
Secundários: oblíquo externo, oblíquo interno, serrátil anterior, esternocleidomastóideo

Dentro de campo

Anos atrás, a ênfase no *core* provavelmente se limitava a alguns exercícios para o abdome superior e talvez algumas elevações de membros inferiores estendidos. Atualmente, o papel do *core* aumentou de uma atividade secundária para um foco primário do treinamento. Por que o *core* é tão importante? Muitos profissionais do condicionamento físico acreditam que quase todos os movimentos se estendem a partir dele e que a maioria certamente passa por ele. Assim, é difícil coordenar as regiões superior e inferior do corpo entre si para um movimento eficiente com um *core* fraco. Movimentos ineficientes com um *core* fraco aumentam o risco de lesão e podem levar à instabilidade do quadril, que deve ser compensada. Essa compensação reativa altera os padrões normais de movimento e pode causar lesões, com o joelho sendo o elo fraco nessa cadeia de eventos. Praticamente todas as ações no futebol – corrida, dribles, paradas súbitas, aterrissagens, chutes e cabeceios – podem ser realizadas de modo mais eficiente se o atleta possui um *core* forte.

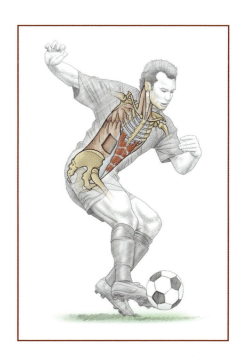

VARIAÇÃO
Elevação lateral do tronco

Segure uma bola de futebol com as mãos e acrescente um movimento de giro para aumentar a ênfase sobre os músculos oblíquos interno e externo. Essa simples variação aumenta a massa muscular para o exercício. Quer dificultar um pouco mais? Use uma *medicine ball* em vez da bola de futebol. *Medicine balls* são encontradas em diversos pesos. Segure uma *medicine ball* leve com seus braços estendidos perpendicularmente ao tronco. Mude progressivamente para bolas mais pesadas para aumentar a intensidade deste exercício.

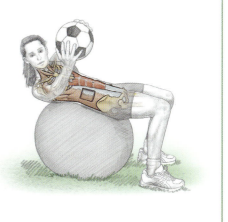

Passe da bola sentado em V

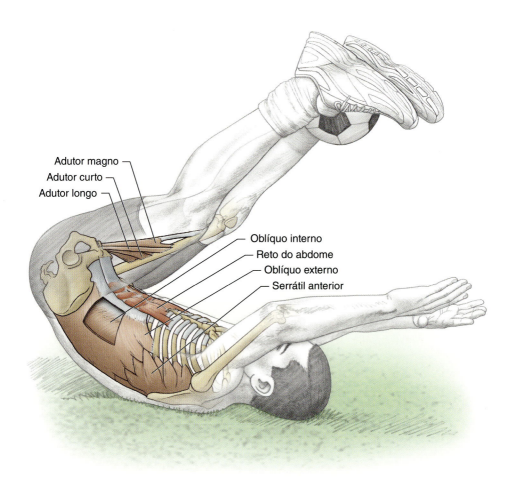

Execução

1. Fique em decúbito dorsal no chão com braços e pernas estendidos. Comprima uma bola de futebol entre seus tornozelos.
2. Mantendo as pernas estendidas, eleve a bola sobre sua cabeça até que ela fique sobre suas mãos e então abaixe a bola até suas mãos. Essa é a primeira repetição.
3. Abaixe seus pés até a posição inicial, deixando a bola em suas mãos.
4. Repita o movimento de modo a recuperar a bola das suas mãos. Essa é a segunda repetição. Inicialmente, você pode não ser capaz de manter seus membros inferiores estendidos durante todo o exercício. Conforme sua força melhora, tente manter os membros inferiores o mais estendidos possível.

Músculos envolvidos

Primário: reto do abdome
Secundários: oblíquo externo, oblíquo interno, adutores, flexores do quadril, quadríceps, serrátil anterior

Dentro de campo

Este exercício tem longa história no futebol e está descrito em vários livros de treinamento antigos. No início da década de 1970, a Pepsi fez parceria com o lendário Pelé para produzir as conhecidas propagandas dos dois que demonstraram muitos dos métodos de treinamento do jogador. Um dos filmes apresentava um circuito de treinamento com várias estações que são consideradas a primeira geração do treinamento do *core*. Os exercícios incluíam exercícios abdominais básicos e o que acabaríamos por chamar de flexões. Os filmes também mostravam Pelé deitado no chão com um parceiro segurando seus tornozelos na altura da cintura para um tipo de abdominal inclinado. O exercício que chamou a atenção de todos foi Pelé deitado de costas, sua cabeça entre os pés de seu parceiro e segurando os tornozelos do parceiro. Pelé elevava seus pés por sobre sua cabeça na direção das mãos do seu parceiro, e o parceiro empurrava os pés na direção do chão. Pelé não deixava seus pés tocarem o chão. O público geralmente respondia animadamente. Apesar de a maioria das pessoas preferir que este exercício seja feito com menos carga sobre a coluna lombar, deve-se pensar no quanto esse exercício contribuiu para a habilidade e a longevidade na carreira de Pelé. A maioria dos profissionais de condicionamento físico e força prefere escolher uma variedade de exercícios para o *core* em vez de focalizar em somente alguns, como feito no passado. Fazer muitas repetições de poucos exercícios pode levar ao estresse excessivo sobre os tecidos, o que pode levar a uma lesão por uso excessivo. O uso da bola para alguns trabalhos no *core*, como nesse exercício, mantém os jogadores focados na bola enquanto fazem um bom trabalho no *core*.

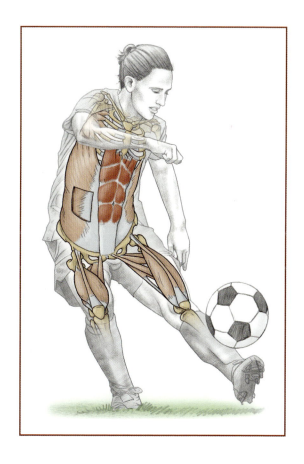

Elevação do tronco na bola de estabilidade

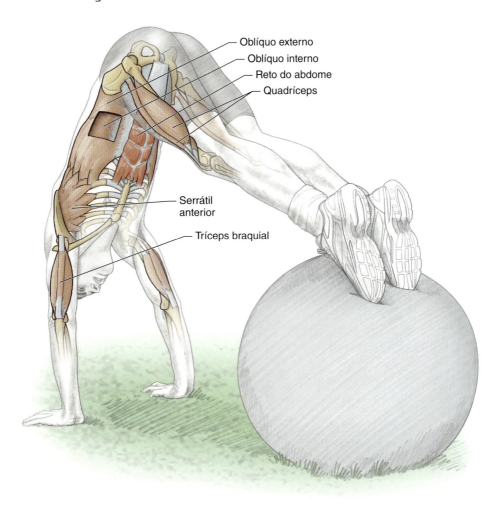

Execução

1. Fique na posição de flexão do tronco com suas pernas apoiadas sobre uma bola de estabilidade grande.
2. Flexione para elevar seus quadris rolando a bola para a frente o máximo possível da perna para a ponta dos pés. Assegure para que sua coluna e os membros inferiores permaneçam estendidos durante todo o movimento.
3. Retorne à posição inicial.

Músculos envolvidos

Primário: reto do abdome
Secundários: oblíquo externo, oblíquo interno, serrátil anterior, flexores do quadril, tríceps braquial, quadríceps

Dentro de campo

Um *core* forte é importante por vários motivos. Como seus braços e pernas se originam do tronco, é lógico que um *core* forte é um suporte para o movimento eficiente dos membros. Além disso, as forças para os movimentos corporais totais que são gerados pelos membros inferiores precisam ser transferidas através do *core* para os braços para um desempenho bem-sucedido (p. ex., uso dos braços para tornar seu tronco maior quando estiver entre vários jogadores para receber um passe ou um cruzamento). Quando as forças passam através de um *core* fraco, parte da força gerada se perderá em movimentos não funcionais, significando que menos força chegará ao seu destino. O *core* é a ligação entre as partes superior e inferior do corpo. Quanto mais forte ele for, menos energia será perdida e mais força pode passar entre as porções superiores e inferiores do corpo para movimentos mais eficientes.

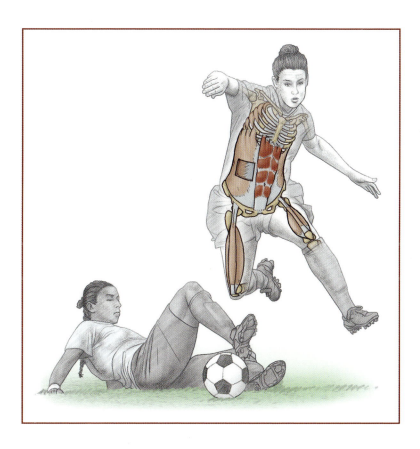

Abdominal com cabo

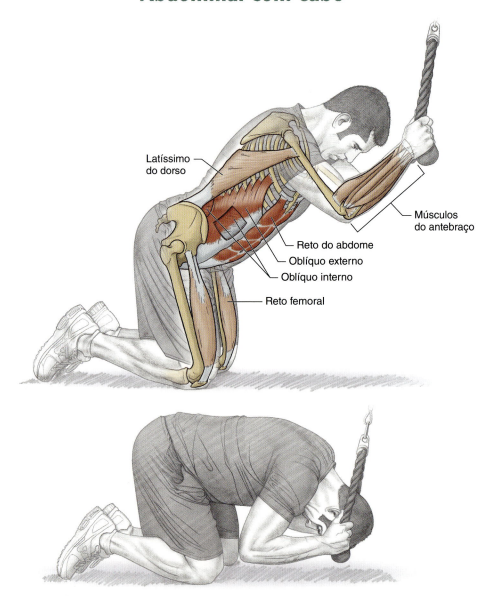

Execução

1. Ajoelhe em frente a uma máquina com cabos e polias, de frente para os pesos.
2. Puxe a corda para baixo na direção de seus ombros e flexione levemente seus quadris. (Sua máquina pode ter uma barra longa, uma barra curta, puxadores ou uma corda para prender ao cabo.)
3. Inspire e depois expire enquanto faz o movimento do exercício abdominal direcionando seu esterno na direção do púbis. Seus cotovelos devem se mover em direção a suas coxas.
4. Retorne lentamente para a posição inicial.

Músculos envolvidos

Primários: reto do abdome, oblíquo externo, oblíquo interno

Secundários: músculos do antebraço (principalmente flexores do punho e dos dedos, incluindo flexor radial e ulnar do carpo, palmar longo, flexor superficial e profundo dos dedos e flexor longo do polegar) para segurar na corda, latíssimo do dorso, reto femoral, psoas maior e menor

Dentro de campo

A maioria dos exercícios abdominais é feita no chão. Essa variação do exercício tradicional é feita na posição ajoelhada, e precisa ser treinada para que o movimento seja feito adequadamente. A vantagem desse exercício é que você pode aumentar a resistência acrescentando peso sem ter que segurar uma anilha. Como em todos os exercícios para o *core*, contraia a musculatura do *core* empurrando seu umbigo em direção à coluna. Você também pode trabalhar seus oblíquos acrescentando um ligeiro giro durante o movimento. Resista à tentação de executar os movimentos muito rapidamente e você não precisa utilizar cargas elevadas. Lembre, esse é um exercício para os abdominais, não para os flexores do quadril; use a musculatura abdominal.

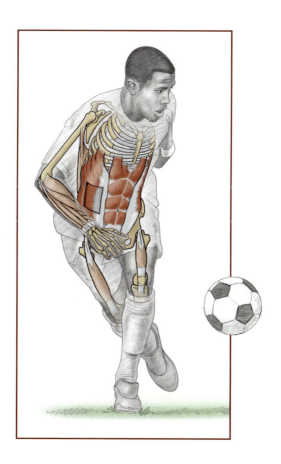

Flexão do quadril na posição pendente

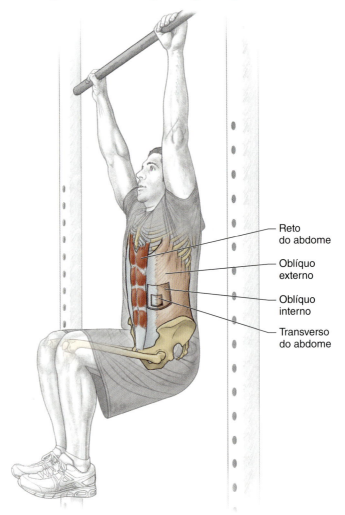

Execução

1. Com as palmas das mãos voltadas para a frente, segure em uma barra alta.
2. Flexione os quadris e os joelhos até que suas coxas estejam paralelas ao chão ou mais elevadas.
3. Faça uma pausa e lentamente retorne à posição inicial.
4. Faça uma pausa na posição inferior antes de repetir, evitando gerar um momento. Este exercício está relacionado ao controle, não à velocidade.

Músculos envolvidos

Primários: reto do abdome, flexores do quadril
Secundários: oblíquo externo, oblíquo interno, transverso do abdome

Dentro de campo

Esse exercício, feito com o corpo pendente, como muitos outros exercícios para o *core*, envolve inúmeros músculos. Como esse envolvimento dos músculos se dá, depende de quais músculos são mais ativos. Por exemplo, se esse movimento for somente uma flexão do quadril e não envolve muita flexão no nível da cintura, os músculos primários são flexores do quadril, e os abdominais atuam principalmente como estabilizadores estáticos da pelve e da cintura. A elevação dos joelhos o máximo possível recruta o reto do abdome e os oblíquos, acrescentando suas contribuições dinâmicas para o movimento. Você pode acrescentar maior envolvimento dos oblíquos adicionando um ligeiro giro para cada lado no final de cada repetição. Mas não pense que esse exercício reduzirá a gordura ao redor de sua cintura. Não há comprovação de que você pode perder gordura de um local específico (um processo denominado redução pontual).

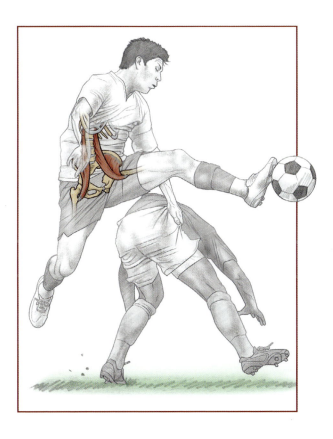

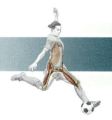

CAPÍTULO 8
PERNAS: ISOLAMENTO MUSCULAR

Finalmente, abordaremos os exercícios para as pernas. Pode ser que agora você ganhe força para aquele chute mortal, o tiro de meta de 100 metros ou o passe penetrante e preciso por trás das linhas de defesa. O futebol primariamente é um jogo para as pernas. Todos os outros exercícios são para apoio. Vamos começar com a parte boa.

Para a maioria dos esportes, a força por trás da atividade é oriunda das pernas. Mesmo no caso de esportes que enfatizam os braços constroem o momento do chão para cima. Problemas nos membros inferiores podem afetar os braços e os ombros. Por exemplo, o ombro lesionado da lenda do beisebol Jay Hanna Dean, mais conhecido como Dizzy Dean, começou com uma lesão nos dedos do pé. Um jogador de futebol que não possui uma boa base pode apresentar falta de equilíbrio, agilidade e outros aspectos que afetam suas habilidades futebolísticas, ações em momentos errados ou mal executadas acima das pernas podem ser observadas como uma execução incorreta da habilidade. Jogadores que gastam muito tempo desenvolvendo suas pernas e negligenciam o resto do corpo nunca serão os jogadores que poderiam ser.

Os jogadores adquirem os maiores ganhos no desenvolvimento de um chute forte ou mais longo ao chutar. Aprimoramentos na velocidade e na distância se dão principalmente pela coordenação de tempo de todas as ações mecânicas complexas do chute com o recrutamento de fibras musculares ideais no instante de contato com a bola. A melhora da força melhora o desempenho da habilidade motora geral e diminui a chance de lesões.

Ossos, ligamentos e articulações das pernas

Os membros inferiores são formados por três ossos principais. O fêmur (osso da coxa) localiza-se acima da tíbia, que é paralela à fíbula. A patela não possui conexão óssea direta com o fêmur ou a tíbia porque está envolta pelo tendão do maior músculo da coxa, o quadríceps femoral. O pé e o tornozelo formam um misto complexo de sete ossos do tarso, cinco metatarsais e 14 falanges. Apesar de as ações e a destreza do pé serem menores do que as das mãos, o pé não é menos complexo.

O quadril, o joelho e o tornozelo são as três articulações primárias da perna, mas existem outras. O quadril é a clássica articulação esferoidal. É uma articulação muito forte e firme cuja integridade é suportada por três ligamentos muito fortes que começam na pelve e envolvem o colo do fêmur. O quadril possui uma boa amplitude de movimento, mas não tão boa quanto a do ombro. As ações primárias são flexão (movimento da coxa para a frente), extensão (movimento da coxa para trás), adução (movimento do membro inferior se aproximando da linha média), rotação medial (rotação da coxa em direção à linha média) e rotação lateral (rotação da coxa se afastando da linha média) e circundução (movimento do membro inferior em orientação circular).

O joelho, onde o fêmur se acomoda sobre a superfície plana da tíbia, é a articulação em dobradiça definitiva. Também temos a articulação patelofemoral, onde a patela desliza ao longo da superfície lisa do fêmur. A patela não *articula* de modo propriamente dito com o fêmur. A verdadeira mágica do joelho são seus ligamentos. O ligamento colateral medial, ou LCM, conecta o fêmur e a tíbia na face medial do joelho, entre os joelhos. O ligamento colateral lateral, ou LCL conecta o fêmur e a tíbia na face lateral do joelho, ou sua superfície externa. Esses ligamentos impedem que os ossos se posicionem em um arqueamento externo extremo ou em uma posição na qual os joelhos entram em contato um com o outro. O bloqueio clássico do futebol americano pode danificar o LCM.

Dentro da articulação do joelho encontramos os dois ligamentos cruzados. Ambos começam na tíbia e se inserem dentro da grande incisura na extremidade do fêmur. O ligamento cruzado anterior (LCA) começa na frente e se estende diagonalmente na direção da parede lateral da incisura, enquanto o maior ligamento cruzado posterior (LCP) começa na face posterior e cruza por trás do LCA para se inserir na parede medial do sulco. Esses dois ligamentos previnem a torção entre o fêmur e a tíbia. O LCA também impede que a tíbia se desloque muito para a frente, e o LCP impede que a tíbia desvie muito para trás.

O joelho também possui duas cúpulas de cartilagem em formato crescente chamadas meniscos medial e lateral. Outra cartilagem, chamada cartilagem articular, cobre as superfícies do fêmur e da tíbia, além da face posterior da patela. Os dois meniscos e a cartilagem articular suportam o movimento livre do joelho e frequentemente são lesionados durante esportes como o futebol. Uma lesão do menisco pode criar uma borda cortante que pode danificar a cartilagem articular e, quando isso ocorre, caminha-se a passos largos rumo a uma osteoartrite. Um grande problema na lesão do LCA é a instabilidade resultante com o risco de artrite de início precoce.

As principais ações de uma articulação em dobradiça são flexão (dobrar o joelho) e extensão (esticar o joelho). Mas o joelho é mais do que uma articulação em dobradiça em razão dos menores, mas não menos importantes, movimentos de rotação do fêmur e da tíbia entre si. Outro movimento frequentemente mencionado é o movimento em valgo (aproximando os joelhos) e em varo (afastando os joelhos) que geralmente ocorrem em resposta a alguma força exercida a partir do lado oposto. Um médico pode testar a instabilidade em varo ou em valgo do joelho aplicando força sobre as faces medial e lateral da articulação. Quando você ouve que alguém lacerou o LCA quando seu joelho se deslocou em valgo aparente, o joelho parece se aproximar do outro, mas o movimento real é uma combinação de flexão do joelho e rotação medial do fêmur no quadril. O joelho é mais complexo em sua estrutura e função do que compreendemos. Cirurgiões ortopédicos especializados em joelho aprendem algo novo quase todos os dias.

A fíbula é um osso fino que se localiza paralelamente à tíbia. A conexão óssea entre a tíbia e a fíbula próxima ao joelho é bastante forte, mas não tão forte quanto no tornozelo. Aquelas grandes protuberâncias nas faces interna e externa do tornozelo (chamadas maléolos) na realidade são as extremidades de cada osso. Elas formam uma estrutura semelhante a uma pinça em cima do tarso, o tálus. Ligamentos conectam as extremidades de cada osso com os ossos do tarso para aumentar a estabilidade do tornozelo. As ações primárias do tornozelo são inversão e eversão, além de flexão plantar e dorsiflexão. Inversão é o rolamento da sola do pé para dentro, e eversão é o rolamento da sola para fora. A flexão e a extensão do pé são mais adequadamente chamadas de dorsiflexão (apontar os dedos para cima) e flexão plantar (apontar os dedos para baixo). O poderoso movimento do chute é feito com o tornozelo em flexão plantar. A anatomia do tornozelo faz com que seja mais provável que você tenha uma entorse na face lateral do tornozelo (uma entorse em inversão) do que na face medial do tornozelo (uma entorse em eversão). Com uma força suficiente, o tálus pode tirar a tíbia e a fíbula de sua orientação paralela, resultando no que geralmente se chama de uma entorse alta do tornozelo.

Assim como na mão e no punho, o tornozelo e o pé possuem uma impressionante gama de ligamentos para o alinhamento ósseo adequado. As mesmas convenções para nomear os ossos da mão e do punho se aplicam, mas utilizando metatarsos em vez de metacarpos.

Músculos das pernas

Alguns músculos que se originam na pelve inserem-se no fêmur e atuam no movimento da perna foram descritos no Capítulo 6. Os músculos que atuam no joelho, no pé e no tornozelo são os tópicos deste capítulo.

Os músculos da coxa formam três grupos primários. O quadríceps femoral (o músculo de quatro cabeças na região da coxa ou femoral) possui quatro origens distintas. Os três músculos vastos – o vasto medial, o vasto lateral e o vasto intermédio – originam-se ao longo da diáfise do fêmur (Fig. 8.1). A quarta cabeça é o reto femoral, que começa na pelve, ao redor da articulação entre o fêmur e a pelve. Você pode visualizar facilmente três dos músculos do quadríceps, mas o vasto intermédio fica por baixo dos outros três. Esses quatro músculos se juntam para formar o tendão comum do quadríceps, que passa sobre a patela para se inserir no nó da tíbia que se localiza abaixo do joelho. Em uma daquelas regras de denominação anatômica, assim que o tendão do quadríceps passa pela patela, seu nome muda para ligamento da patela. Como um músculo puxa sua inserção na direção de sua origem, quando o quadríceps se contrai, o joelho se estende. O reto femoral começa na pelve e também auxilia na flexão do quadril.

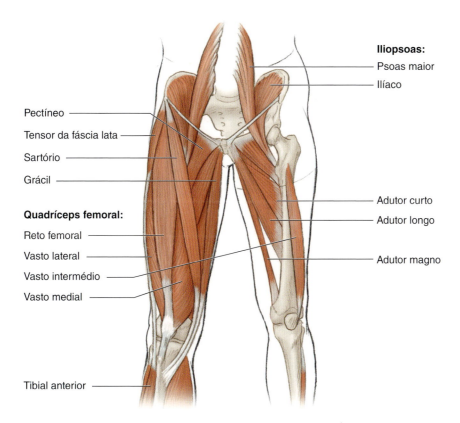

Figura 8.1 Músculos da região frontal do membro inferior.

Os três músculos que formam os isquiotibiais (Fig. 8.2) são opostos e antagônicos aos músculos do quadríceps. Todos se originam na pelve. O bíceps femoral é o maior e mais lateral dos três; ele se insere próximo à parte superior da fíbula. O semitendíneo e o semimembranáceo se estendem pela face medial da coxa para se inserir atrás da face medial do joelho. Grande parte das pessoas consegue encontrar pelo menos dois, senão os três tendões desse músculo. A principal ação dessa musculatura é a flexão do joelho, mas como todos os músculos se originam no quadril, eles também o estendem. Os isquiotibiais também desempenham um importante papel na proteção do LCA contra lesões.

Os músculos comumente denominados como musculatura da virilha se originam na pelve próximo à linha média e se estendem diagonal e lateralmente para se inserirem no fêmur. A maioria é denominada como adutores, músculos que movem a coxa em direção à linha média do corpo. Eles variam de músculos bastante diminutos (pectíneo) a progressivamente maiores (adutor curto, adutor longo) até chegar ao grande, o adutor magno, ou ao longo, o músculo grácil. O adutor longo é particularmente suscetível à distensão em jogadores de futebol. Todos esses músculos auxiliam na rotação lateral do fêmur, entre outras ações. A presença de todos esses músculos pode não ser percebida até que se sofra uma distensão da virilha e se sinta dor a cada passo dado.

Um dos últimos músculos da coxa, ou um tipo deles, é o tensor da fáscia lata. O tensor da fáscia lata é mais um tendão do que um músculo. Esse músculo curto e plano se origina na crista

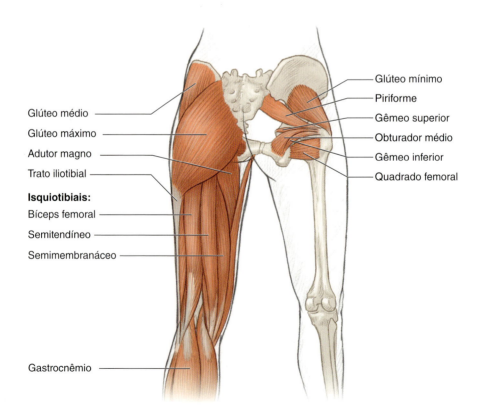

Figura 8.2 Músculos da região posterior do membro inferior.

do quadril e as fibras curtas se estendem na direção da face lateral da coxa, terminando aproximadamente na área daquela protuberância sentida na face lateral do quadril. Dependendo da altura do indivíduo, a porção muscular pode ter de 10 a 15 cm de comprimento. Desse local, o tendão da fáscia lata é principalmente um tendão que se estende por toda a face externa da coxa, para se inserir na massa de tecidos moles que circunda o joelho. Ele abduz, roda medialmente (internamente) e ajuda a flexionar o quadril.

Abaixo do joelho existe uma série de músculos que movem o tornozelo, o pé e os dedos do pé (Fig. 8.3). Originando-se ao longo da região frontal da tíbia, são músculos que fazem a flexão dorsal do tornozelo e outros que se estendem até os dedos para a extensão. Na face lateral da perna encontra-se um grupo de três músculos fibulares que se originam na fíbula e evertem o pé principalmente, mas também auxiliam em outras ações. Na parte posterior da perna, existem dois grandes músculos. O gastrocnêmio, que se origina na parte posterior do fêmur e geralmente é chamado de músculo da panturrilha, localiza-se sobre o sóleo, que se origina na tíbia. Os tendões desses dois músculos se unem para formar o tendão do calcâneo, que se insere no calcanhar. Quando esses músculos se contraem, fica-se apoiado sobre os dedos do pé. Eles também contribuem para sua capacidade de saltar e fazer força de encontro ao chão durante a caminhada e a corrida. Esses músculos se organizam na forma de grupos distintos nos compartimentos anterior, lateral e posterior da perna. Nenhum músculo é considerado medial.

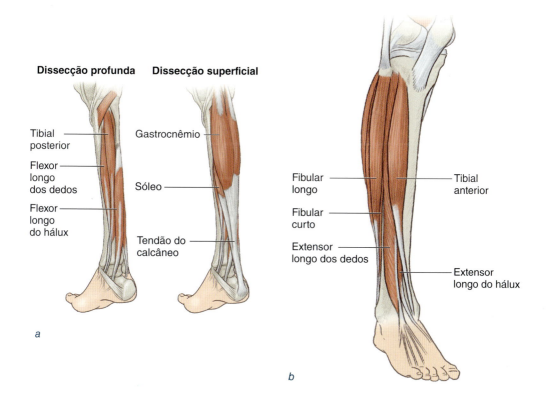

Figura 8.3 Músculos da perna e do pé: *(a)* região posterior e *(b)* frontal.

Apoio na ponta dos pés carregando o parceiro

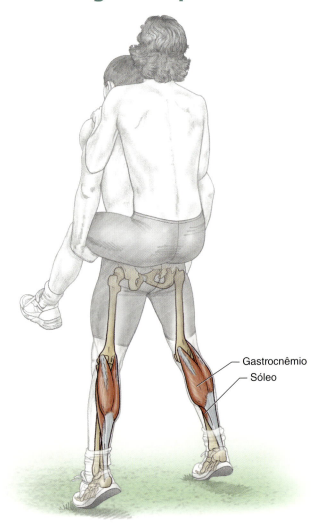

Execução

1. Encontre um parceiro que tenha altura e peso semelhantes aos seus.
2. Peça para seu parceiro subir nas suas costas.
3. Levante o calcanhar até ficar apoiado na ponta dos pés com movimentos lentos e controlados. Levante o calcanhar o máximo possível em cada tentativa. Troque de posição e repita.

Músculos envolvidos

Primários: gastrocnêmio, sóleo
Secundários: eretor da espinha e outros músculos acessórios das costas (como latíssimo do dorso e oblíquo externo)

Dentro de campo

A força para os saltos vem da contribuição coordenada de extensão do quadril, extensão do joelho e flexão plantar. Todos esses grupos musculares precisam ser treinados de modo que cada um deles possa contribuir apropriadamente durante um salto. Os músculos da panturrilha também estão envolvidos na corrida porque grande parte da força na porção do impulso do ciclo da marcha é oriunda do gastrocnêmio e do sóleo, o que é especialmente verdadeiro durante o impulso inicial e a aceleração nas arrancadas. O aumento na distância dos passos largos com as velocidades mais altas é em grande parte decorrente dos impulsos mais fortes do gastrocnêmio e do sóleo. Além disso, os músculos da panturrilha são fortes contribuintes para o bloqueio rígido do tornozelo durante o impacto com a bola. Grande parte da força da perna durante a fase do balanço do chute pode ser perdida se o pé e o tornozelo não estão rígidos no momento do contato com a bola.

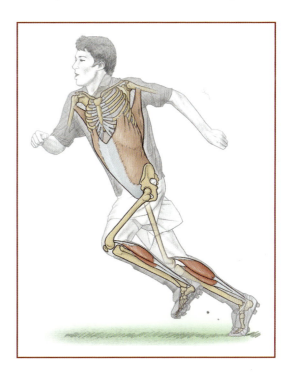

> **VARIAÇÃO**
> ## Exercícios para panturrilha na máquina
> Este exercício, também conhecido como elevação da panturrilha em pé, realmente isola o gastrocnêmio e o sóleo, com o gastrocnêmio forçando mais. Os músculos podem ser solicitados ainda mais ficando em pé sobre uma tábua ou degrau para gerar um alongamento adicional sobre uma maior amplitude de movimento. A demanda sobre a musculatura do sóleo aumenta se os joelhos estiverem levemente flexionados durante o movimento.

Flexão do joelho com auxílio do parceiro

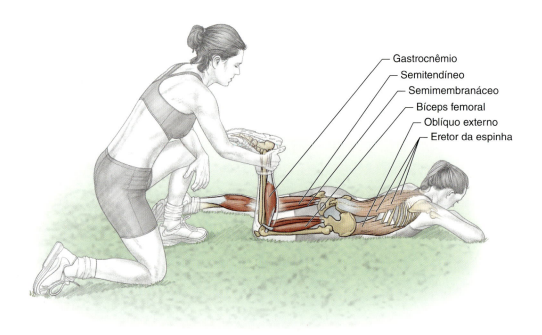

Execução

1. Fique em decúbito ventral no chão, com um joelho estendido e o outro flexionado.
2. Seu parceiro se ajoelha aos seus pés e segura o tornozelo de sua perna flexionada.
3. Faça uma flexão do joelho enquanto seu parceiro resiste ao movimento, permitindo a flexão pela amplitude de movimento.
4. Repita com a outra perna. Depois de exercitar ambas as pernas, troque de lugar com seu parceiro.

Músculos envolvidos

Primários: isquiotibiais (bíceps femoral, semitendíneo, semimembranáceo), gastrocnêmio
Secundários: *core* abdominal (oblíquo externo, oblíquo interno, transverso do abdome, reto do abdome), eretor da espinha para estabilização do *core* e postura

Dentro de campo

Nas primeiras gerações de jogadores de futebol, a distensão dos isquiotibiais era uma lesão rara, mas o ritmo e a natureza balística do jogo atual tornaram essa lesão a número um do futebol, de acordo com alguns estudos. Esses trabalhos demonstram que equipes profissionais de futebol apresentam pelo menos seis distensões de músculo isquiotibial por ano. E essas lesões levam tempo para cicatrizar, o que significa que uma equipe pode ficar sem alguns de seus principais jogadores durante um bom período. Existem três fatores de risco para uma distensão de isquiotibial. O preditor mais forte de uma distensão ou de qualquer lesão é uma história de distensão prévia. A seguir, quanto mais velho for o jogador, maior a probabilidade de sofrer a lesão. Finalmente, um baixo condicionamento de força dos isquiotibiais aumenta o risco de uma distensão. Observe que, desses três fatores, o único que pode ser modificado é a força. Assim, é aconselhável aumentar a força dos isquiotibiais para prevenir essa séria lesão.

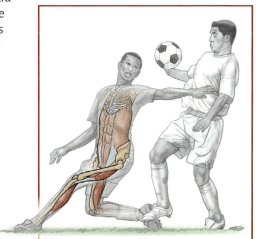

VARIAÇÃO
Flexão do joelho na máquina

A força dos isquiotibiais pode ser melhorada com o uso de uma máquina projetada para flexões de joelho na posição em pé, sentada ou deitada. A despeito da posição, a flexão do joelho isola o movimento sobre os isquiotibiais e aumentará efetivamente a força. O maior ganho de força e a redução da probabilidade de lesão vêm do exercício para os isquiotibiais, algumas vezes chamado de rosca nórdica, no aquecimento Fifa (p. 30).

Adução em decúbito lateral

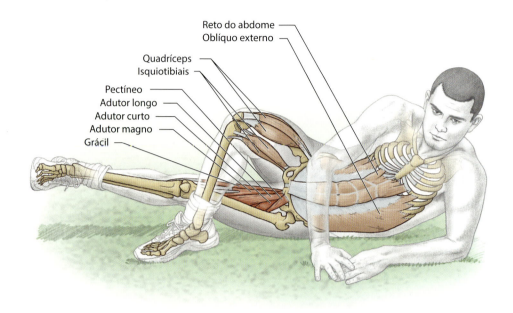

Execução

1. Fique em decúbito lateral no chão.
2. Flexione a perna que está por cima e coloque o pé bem apoiado no chão na frente da coxa da perna que está por baixo. A perna que está por baixo fica totalmente estendida.
3. Eleve lentamente a perna. Mantenha brevemente sua perna na posição mais elevada e retorne à posição inicial.
4. Troque de lado e repita com a outra perna.

Músculos envolvidos

Primários: adutores (adutor longo, adutor curto, adutor magno, pectíneo, grácil)
Secundários: *core* abdominal para a postura, quadríceps (vasto medial, vasto lateral, vasto intermédio, reto femoral) e isquiotibiais para manter o joelho estendido

Dentro de campo

O padrão de atividade do esporte pode levar a algumas deficiências particulares. Jogadores de futebol são famosos pela baixa flexibilidade ao redor do joelho, da virilha e do tornozelo. Essas fraquezas são causadas pela natureza do esporte ou pela falta de atenção para melhorar a flexibilidade? A baixa flexibilidade é considerada um fator de risco para uma variedade de lesões, incluindo distensões da panturrilha, que podem acontecer em um movimento de defesa ou bloqueio da bola, ao dar um chute forte ou durante uma mudança reativa rápida de direção. O músculo mais comumente lesionado da virilha é o adutor longo. A maioria das pessoas não tem ciência do quanto a musculatura da virilha é utilizada durante atividades normais do dia a dia até se lesionar. O membro inferior se fixa à pelve através de uma articulação esferoidal (o quadril) que permite que o membro faça um eixo ao redor da articulação. Durante a flexão e a extensão, o membro pode se mover através de uma amplitude de movimento em formato de cone, mas a ação dos adutores ajuda a minimizar o movimento lateral do membro inferior durante o movimento pela flexão e extensão do quadril. Aqueles que sofreram distensões da virilha geralmente são receptivos para exercícios suplementares que ajudem a fortalecer os adutores e a prevenir ou retardar a próxima distensão. Outra lesão que ocorre nesse local é uma hérnia causada pelo esporte, algumas vezes chamada pubalgia (ver Capítulo 2, p. 17). Apesar de a dor se situar na virilha, o problema real pode ser em outro local, e o jogador pode não ser capaz de lembrar exatamente quando ocorreu a lesão. Procure um médico do esporte para um diagnóstico preciso, porque os tratamentos para uma distensão da virilha e para uma hérnia causada pelo esporte são bastante diferentes.

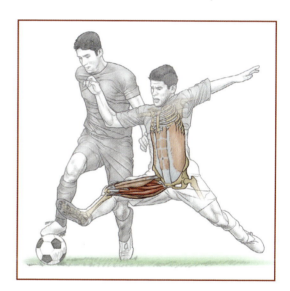

VARIAÇÃO
Adução do quadril na máquina

O exercício de adução em decúbito pode ser feito no campo. Mas o único modo de continuar a treinar os adutores no campo é fazendo um número maior de repetições, aumentando a resistência local da musculatura mais do que a força pura dos adutores. (Vejo algumas equipes levarem caneleiras para o campo.) Para realmente aumentar a força dos adutores, vá para a sala de musculação e faça uso da máquina de polias para poder aumentar a resistência.

Elevação de perna em quatro apoios ou "Hidrante"

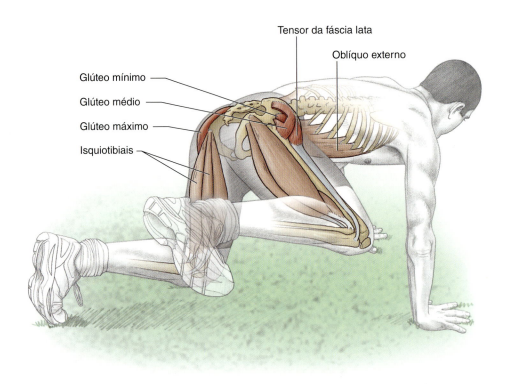

Execução

1. Fique em quatro apoios no chão.
2. Eleve uma perna flexionada lateralmente até que ela fique paralela ao chão. Faça uma breve pausa e abaixe a perna de volta à posição inicial.
3. Troque de pernas, elevando lateralmente a outra perna até que ela fique paralela ao chão.

Músculos envolvidos

Primários: glúteos (glúteo máximo, médio e mínimo), tensor da fáscia lata
Secundários: vasto lateral, isquiotibiais, *core* abdominal para postura e equilíbrio

Dentro de campo

O quadril é uma articulação curiosa quando sofre uma lesão esportiva. A maioria dos jogadores não se lembra de um evento desencadeador específico que possa ser destacado como a causa da lesão. Mas um número substancial de jogadores aposentados foi submetido à artroplastia total de quadril em uma idade na qual a maioria da população seria considerada muito jovem para esse procedimento. Parece que a falta de controle do fêmur dentro da pelve causa pequenos defeitos na porção do encaixe dessa articulação que, com o passar do tempo, se desgastarão e eventualmente precisarão ser substituídos. Como a força muscular é importante na estabilidade articular, procure exercícios como esses, que podem ser utilizados para melhorar os músculos ao redor da articulação do quadril. Este exercício trabalha os vários músculos envolvidos na abdução do quadril. Ao mesmo tempo, quando feito apropriadamente, levando a coxa por uma vasta amplitude de movimento, este exercício também atua como um potente trabalho de alongamento dinâmico dos adutores.

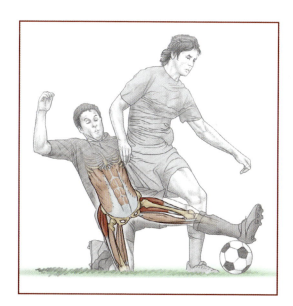

VARIAÇÃO
Abdução na máquina

A maioria das atividades possui versões para execução no campo de treinamento e na sala de musculação. Este exercício na máquina é feito na posição sentada. Coloque suas pernas entre os acolchoamentos da máquina e afaste o máximo possível suas pernas. A variação do ângulo do assento muda a localização primária das fibras musculares recrutadas.

Extensão de perna com cabo

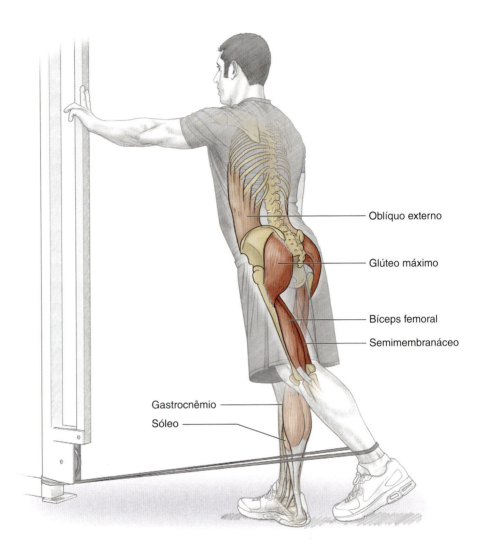

Execução

1. Fique de frente para uma máquina de polias ou outro objeto estável. Passe uma corda, faixa ou banda elástica ao redor do tornozelo.
2. Mantenha a perna o mais reto possível, estenda o membro na direção do quadril (mover para trás). Pause brevemente e depois retorne à posição inicial. Se necessário, segure na máquina para se equilibrar.
3. Troque de perna e repita o exercício.

Músculos envolvidos

Primários: glúteo máximo, isquiotibiais
Secundários: *core* abdominal para postura, músculos da perna de apoio (como quadríceps, gastrocnêmio, sóleo, fibular longo, fibular curto e fibular terceiro)

Dentro de campo

Qualquer movimento que resulte em um passe ou chute da bola requer algum tipo de preparação. Quanto maior a preparação, a bola viajará por uma distância maior ou a uma velocidade maior. A anatomia da articulação do quadril, bem como o ligamento específico do quadril (o ligamento iliofemoral ou ligamento Y), limita o movimento para trás na preparação do chute. O chute não é somente o movimento da perna para a frente ao entrar em contato com a bola. Pode-se aumentar a força aumentando a força dos extensores do quadril, de modo que use o máximo de movimento possível para a preparação.

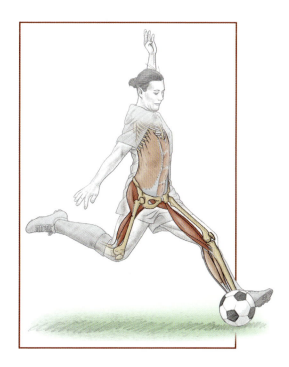

VARIAÇÃO

Extensão do quadril na bola de estabilidade

Uma variação da extensão do quadril pode ser feita com uma bola de estabilidade. Deite no chão com um pé sobre a bola. Cruze a outra perna sobre a que está apoiada na bola. Empurre a bola contra o chão e estenda o quadril. A bola de estabilidade aumenta a dificuldade ao acrescentar o componente equilíbrio à atividade.

Extensão do joelho na posição sentada

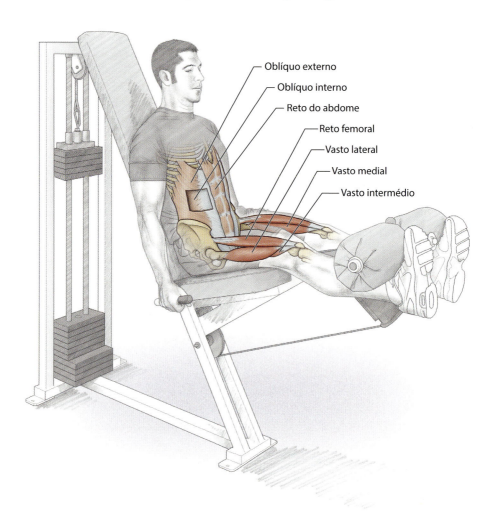

Execução

1. Ajuste a altura do assento da máquina de extensão do joelho conforme a necessidade e sente-se. Coloque seus tornozelos sob os acolchoados.
2. Estenda os joelhos. Pause no topo do movimento e retorne lentamente à posição inicial. Repita.

Músculos envolvidos

Primários: quadríceps
Secundários: *core* abdominal para a postura sentada

Dentro de campo

A extensão do joelho é um dos movimentos mais evidentes do chute. Assim que o movimento de preparação para trás termina, o quadril flexiona enquanto o joelho permanece flexionado. Conforme o joelho se aproxima da bola, a extensão do quadril desacelera e a extensão do joelho acelera rapidamente até entrar em contato com a bola. (Na verdade, a perna começa a diminuir a velocidade imediatamente antes do contato.) A rápida aceleração da extensão do joelho é o que imprime uma grande fração da potência do chute ou de um passe longo. Muitos estudos tentaram demonstrar o que o treinamento com pesos faz com a capacidade de chutar e, apesar de ajudar, não ajuda tanto quanto você imagina. Se você quer chutar a bola com mais força ou a uma maior distância, você terá mais benefícios treinando os chutes e menos treinamento com pesos. Para o joelho, o treinamento de força deve ser feito para aumentar a força muscular procurando a prevenção de lesões, não necessariamente para a melhora do desempenho do chute.

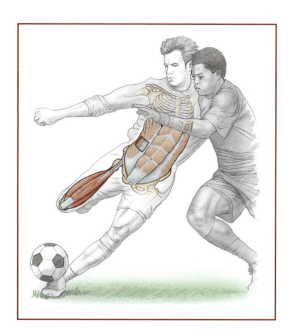

VARIAÇÃO
Extensão unilateral do joelho

Este exercício pode ser feito de modo unilateral. Para alguns atletas, o membro inferior mais forte fará a maior parte do trabalho durante o exercício bilateral, e o membro mais fraco acompanhará o movimento. A extensão unilateral trabalha um membro de cada vez, de modo a assegurar que ambos os membros recebam o estímulo ideal para o treinamento. Além disso, este e outros exercícios podem ser modificados com o aumento do número de repetições e com a diminuição do peso.

Flexão do joelho na bola de estabilidade

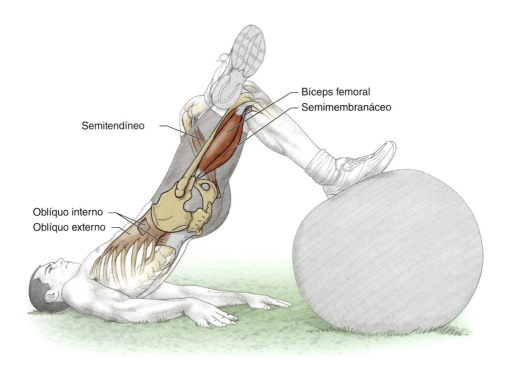

Execução

1. Fique em decúbito dorsal no chão e coloque o calcanhar de um pé sobre a bola de estabilidade. Cruze a outra perna sobre o joelho. Eleve seu tronco do chão e coloque o peso sobre seus ombros.
2. Flexione o joelho e role a bola por baixo de seu calcanhar o máximo possível até a sola do pé. Pause e retorne lentamente para a posição inicial. Troque de perna e repita.

Músculos envolvidos

Primários: isquiotibiais
Secundários: *core* abdominal para equilíbrio

Dentro de campo

A seção "Dentro de campo" para flexão do joelho com auxílio do parceiro (p. 155) fala sobre a importância do fortalecimento dos isquiotibiais para protegê-los de uma lesão por distensão. Esses músculos também têm seu papel nas rupturas do ligamento cruzado anterior. Lembre que o ligamento cruzado anterior se origina na porção frontal da superfície plana da tíbia e se estende posteriormente até a superfície lateral dentro de uma grande incisura na extremidade inferior do fêmur, em uma direção diagonal. Pense sobre sua configuração. Se você girar sua tíbia direita em sentido anti-horário, o ligamento tensiona. Isso não é tudo. Se a tíbia deslizar posteriormente sob o fêmur, o ligamento se afrouxa, mas se a tíbia desliza para a frente, o ligamento tensiona. A tíbia desliza para a frente toda vez que você aterrissa após um salto ou apoia o pé para dar um drible. Imagine se os isquiotibiais se contraírem no mesmo momento em que a tíbia se desloca para a frente, o que aconteceria? A tíbia não deslizaria suficientemente para a frente e você teria protegido seu ligamento cruzado anterior de uma distensão por meio da contração dos fortes isquiotibiais e pelo recrutamento deles no momento correto, depois de ter aprendido a aterrissar e driblar. Isquiotibiais fortes são muito importantes em esportes coletivos como o futebol.

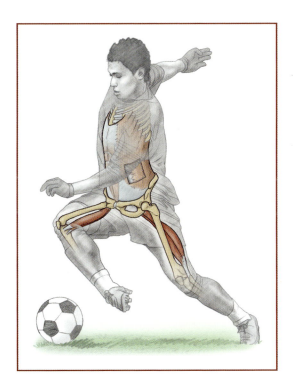

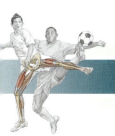

CAPÍTULO 9
PERNAS: POTÊNCIA COMPLETA

Muitos dos exercícios neste livro são exercícios de isolamento. Eles foram criados para isolar movimentos para músculos específicos ou grupos musculares. Esses exercícios são muito efetivos em assegurar que esses músculos específicos tenham benefício completo do treinamento.

Entretanto, nos esportes, as ações raramente são isoladas. Em um jogo, os movimentos dinâmicos planejados e reativos envolvem múltiplas articulações e músculos em um padrão coordenado para obter algo simples como se curvar para posicionar a bola em um escanteio ou em um movimento complexo de parar, mudar de direção e girar, com somente um toque na bola. É quase impossível simular todas as ações de um esporte com um exercício suplementar ou mesmo com o que alguns chamam de exercícios funcionais. Você gastaria mais tempo nesses exercícios do que praticando o esporte propriamente dito.

Os exercícios deste capítulo fornecem uma visão rápida sobre o que é possível para dar mais complexidade às atividades em múltiplas articulações. Apesar de esses exercícios poderem simular qualquer esporte em particular, cada um deles requer componentes comuns à maioria dos esportes, incluindo o futebol. Como a potência do futebol é dirigida pelas extremidades inferiores, esses exercícios se destinam a melhorar a força dos membros inferiores para corridas, mudanças de direção, paradas, saltos e manutenção do equilíbrio estático e reativo, entre outros.

É importante incluir ações suplementares complexas no treinamento físico. Você planta seu pé direito e corta para a esquerda, mas seu apoio não era o suficiente ou era excessivo e você reage com um leve deslizamento ou um pequeno salto e ajusta sua postura para manter seu equilíbrio durante esse ajuste aparentemente pequeno. A maioria das ações e reações é controlada pelo cerebelo e pela medula espinal. Se todas as suas atividades suplementares de treinamento fossem ações articulares simples ou ações de um único grupo muscular, seu corpo perderia uma valiosa oportunidade de treinar as adaptações para apoiar o desempenho da habilidade. Esse é o motivo pelo qual você ouve tanto sobre treinamento funcional.

Um provérbio comum, e um tanto simplista, é a também chamada regra dos 10 anos e 10.000 horas, que diz que a verdadeira elite chegou a esse *status* depois de passar 10 anos e 10.000 horas de prática planejada em suas áreas de atuação. Apesar de uma grande parte do aprendizado ocorrido nos últimos anos ser tático, muito do aprendizado neuromuscular é a capacidade de utilizar somente as células musculares necessárias para o desempenho de uma habilidade. Pense em uma criança aprendendo a quicar uma bola. Ela utiliza todo seu corpo – tronco, quadris, pernas, ombros e braços. Todos se movimentam para cima e para baixo acompanhando o curso da bola. Conforme se aprimora, ela aprende a eliminar os movimentos desnecessários, utilizando, por fim, o mínimo de células musculares. Ao observar profissionais jogando, você verá um jogador de meio-campo dar um passe na velocidade exata de um companheiro de equipe que corre pelo campo. O passador deve calibrar sua própria velocidade e a velocidade do companheiro, decidir como passar a bola (com ou sem efeito, rasteiro, pelo ar, com qual parte do pé) e determinar a intensidade de batida na bola (não tão forte que passe do jogador, nem tão fraco de modo que a bola não chegue ao jogador). Garanto que nenhuma dessas decisões foi consciente. Todas foram executadas pelo subconsciente e utilizaram somente células musculares necessárias para simplificar um passe difícil. Uma parte da regra 10 anos e 10.000 horas é que a habilidade motora se torna principalmente automática e inconsciente, de modo que o cérebro consciente possa focalizar no planejamento, na previsão, na reação, no ajuste e em tudo mais que venha a ser necessário para a execução da *tática*. Tudo que nosso jogador de meio-campo fez conscientemente foi escolher para quem passar, ou seja, uma decisão tática. O resto foi automático.

Agachamento costas com costas

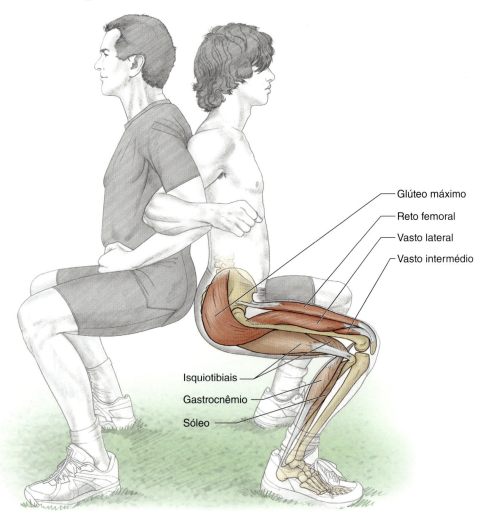

Execução

1. Você precisará de um parceiro de altura e peso semelhantes para este exercício. Fique em pé com as costas apoiadas nas costas de seu parceiro, com pés afastados, alinhados com seus ombros.
2. Cruze seus cotovelos com os de seu parceiro e se incline para trás na direção do parceiro, como se estivesse encostando em uma parede. Deve haver aproximadamente 0,6 m entre seus calcanhares e os calcanhares de seu parceiro.
3. Agachem juntos até que seus joelhos cheguem a um ângulo de 90°. Retornem para a posição em pé.

Músculos envolvidos

Primários: quadríceps (vasto medial, vasto lateral, vasto intermédio, reto femoral), glúteo máximo

Secundários: isquiotibiais (bíceps femoral, semitendíneo, semimembranáceo), adutores (adutor longo, adutor curto, adutor magno, pectíneo, grácil), eretor da espinha, gastrocnêmio, sóleo

Dentro de campo

O futebol requer movimentos explosivos em questão de segundos: o goleiro empurrando o chão com força em um impulso, saltando para defender um chute, o defensor saltando para afastar um cruzamento ou um atacante saltando para cabecear. Todos esses movimentos necessitam de grande potência dos extensores dos quadris e dos joelhos e dos flexores plantares dos tornozelos. Um padrão coordenado de movimento oriundo de músculos fortes é necessário para que se obtenha o máximo de altura e distância nesse salto. Todos os jogadores devem ter a capacidade de realizar agachamentos como esse, porque a maior força e a potência adquiridas frequentemente serão utilizadas durante um jogo. Apesar de cada grupo muscular poder ser treinado separadamente, um movimento composto como o de um agachamento simula melhor as condições enfrentadas na competição.

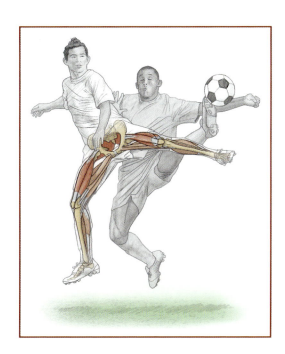

VARIAÇÃO

Agachamento com barra presa a um trilho

Use uma barra longa e faça os agachamentos tradicionais dentro de um trilho de segurança. O trilho suporta a barra. Posicione-se embaixo da barra, na postura correta, e depois levante. Os apoios de segurança são removidos, e o exercício começa. Travas de segurança são posicionadas um pouco abaixo do nível dos ombros, quando os joelhos são flexionados em 90°.

Agachamento carregando o parceiro

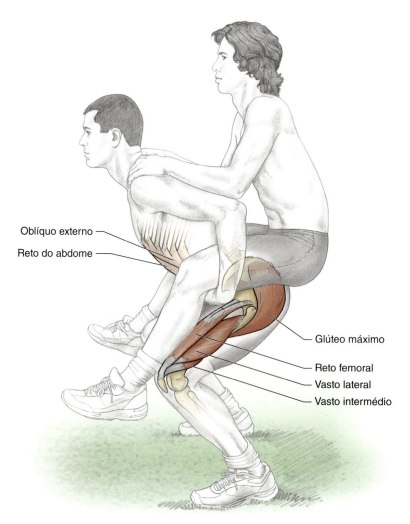

Execução

1. Assim como a postura na ponta dos pés carregando um parceiro (Capítulo 8, p. 152), escolha um parceiro de altura e peso semelhantes. Tenha cuidado ao escolher um parceiro, pois este exercício exige muito dos joelhos e não se destina somente para fortalecimento do movimento para cima e para baixo; ele também treina o equilíbrio. Faça seu parceiro subir em suas costas na tradicional posição de "cavalinho".
2. Com suas pernas confortavelmente afastadas e seu parceiro apoiado sobre suas costas (provavelmente você se inclinará um pouco para a frente), faça um agachamento parcial até aproximadamente um ângulo de 45° no joelho. Não agache além dos 90° de flexão de joelho.
3. Agache lentamente. Faça uma breve pausa na parte inferior do movimento antes de retornar para a posição inicial e repita. Ao término das repetições, troque de posição com o parceiro.

Músculos envolvidos

Primários: quadríceps, glúteo máximo
Secundários: adutores, eretor da espinha e *core* abdominal (oblíquo externo, oblíquo interno, transverso do abdome, reto do abdome) para postura

Dentro de campo

O exercício tradicional do agachamento tem inúmeras variações. Um motivo pelo qual os agachamentos geralmente são incluídos em qualquer programa suplementar de treinamento para esportes é que eles ativam vários músculos e articulações na execução do movimento e na manutenção do equilíbrio. Os grupos musculares primários para o movimento são o quadríceps femoral para a extensão do joelho e o glúteo máximo para a extensão do quadril. Um dos aspectos mais importantes da realização de qualquer agachamento é a postura. A postura correta ativa o *core* abdominal e os músculos eretores da espinha durante o agachamento. O alargamento do apoio aumenta o envolvimento dos adutores. Nunca desconsidere a importância da força produzida por esses músculos durante o contato físico que ocorre no jogo. O jogador com quadris, costas, *core* abdominal e quadríceps fortes estará em posição de vantagem durante as tentativas de desarme e outros embates mano a mano.

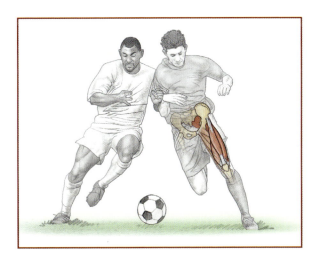

VARIAÇÃO
Agachamento no aparelho *hack*

O agachamento no aparelho *hack* é uma boa forma de trabalhar os quadríceps e os glúteos sem ter de carregar o peso sobre os ombros. Ele também é uma boa opção para aqueles ainda não treinados no agachamento tradicional. Ao se posicionar na máquina, assegure-se de que seus joelhos e dedos dos pés apontem para a mesma direção. O conceito geral é que quanto mais alta a posição de seus pés na plataforma, maior será o uso de seus glúteos; quando mais baixa for a posição de seus pés na plataforma, maior será o uso de seus quadríceps. Oriente-se sobre a técnica antes de executar este exercício.

Agachamento com uma perna

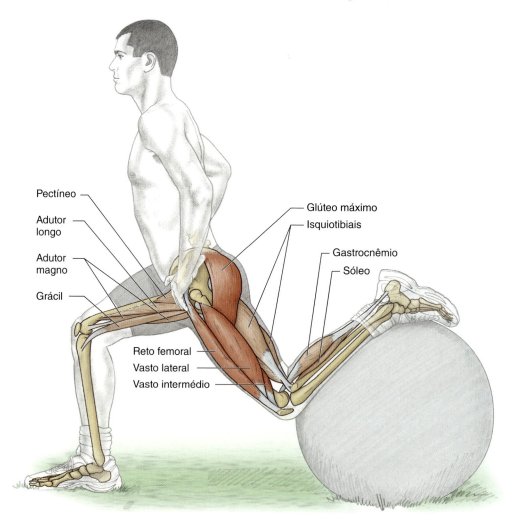

Execução

1. Fique apoiado sobre uma perna. Estenda a outra perna para trás, colocando o tornozelo ou a canela sobre uma bola de estabilidade.
2. Flexione o joelho da frente até um ângulo de 90° enquanto rola a bola para trás com o membro apoiado sobre ela.
3. Retorne à posição inicial.

Músculos envolvidos

Primários: quadríceps, glúteo máximo
Secundários: isquiotibiais, adutores, eretor da espinha, gastrocnêmio, sóleo

Dentro de campo

Flexione o joelho posicionado à frente e role a bola um pouco para trás para evitar que seu joelho da frente passe além do alinhamento do pé. O controle motor do joelho é enfatizado repetidamente no futebol, e este exercício é um bom teste de sua capacidade de controlar seu joelho durante um movimento funcional. O joelho nunca deve oscilar para a direita ou esquerda, nem deve cobrir completamente o pé. A força e o equilíbrio necessários para um exercício como esse devem ajudar a controlar a parte inferior do corpo durante as ações balísticas e reativas da mudança súbita de direção e da aterrissagem de saltos, acrescentando ainda mais proteção ao joelho. Solicite um parceiro ou utilize um suporte se necessário quando assumir a posição inicial. São necessários bom equilíbrio e força da musculatura do quadríceps para esse exercício, de modo que, na falta de qualquer um desses componentes, ele pode não ser a melhor opção no início, até que se tenha aprimorado ambos. Carregar halteres em cada mão ou uma barra longa sem pesos sobre os ombros, acrescentando peso conforme a força melhora, pode dificultar ainda mais esse exercício.

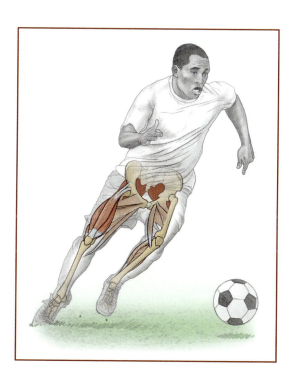

Saltos sobre obstáculos baixos

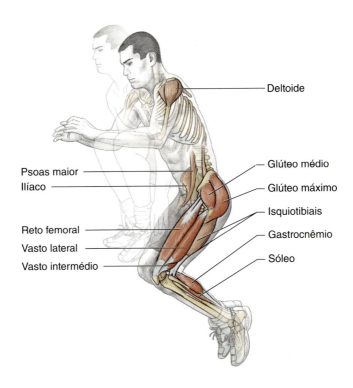

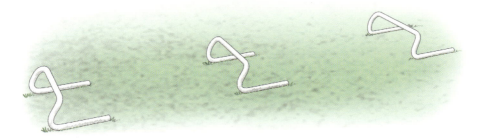

Execução
1. Arrume uma série de obstáculos em linha reta, entre 1 e 1,5 metro de distância entre si.
2. Aproxime-se do primeiro obstáculo, com um passo ou dois e salte sobre ele. Use os dois pés para saltar e aterrissar. Você precisará encostar suas pernas no tórax para passar por cima do obstáculo.
3. Salte os obstáculos subsequentes com o mínimo possível de contato com o chão entre os saltos. Pense neste exercício mais como uma série de rebotes do que saltos separados.

Músculos envolvidos

Primários: glúteo máximo, glúteo médio, quadríceps, gastrocnêmio, sóleo
Secundários: flexores do quadril (reto femoral, psoas maior e menor, ilíaco, sartório), eretor da espinha, deltoide, isquiotibiais

Dentro de campo

Saltos repetitivos são tarefas de treinamento comuns feitas por gerações de jogadores de futebol, e trazem benefícios para os jogadores de várias formas. Por exemplo, cada impulso para o salto ajuda a melhorar a força dos membros inferiores para saltar durante os jogos. Cada aterrissagem ensina ao jogador como fazê-lo de modo seguro se o técnico observa e orienta a execução do fundamento corretamente. O equilíbrio funcional e reativo é necessário durante toda a tarefa. Uma compreensão sobre o comprimento dos membros inferiores e a força necessária para passar por cima de cada obstáculo impede que o jogador caia ou se esforce demais. O aspecto pliométrico torna essa tarefa um dos melhores exercícios funcionais para melhorar a capacidade de saltar. (Exercícios pliométricos aplicam um alongamento no momento imediatamente anterior à contração muscular. Isso torna o próximo salto ainda mais alto. Se você agachar e manter a posição e depois saltar, você não saltará tão alto quanto se agachasse e saltasse imediatamente, sem pausas. A pausa anula o efeito da distensão durante o agachamento.) Esse exercício tem como destaque saltos repetitivos sobre obstáculos, mas o mesmo conceito pode ser utilizado em um exercício de subir escadas rapidamente ou movimentos para a frente e para trás ou de um lado para o outro sobre uma linha. Alguns técnicos ainda pedem que os jogadores saltem sobre uma bola, mas isso não é aconselhável, porque uma aterrissagem sobre a bola pode causar diversas lesões.

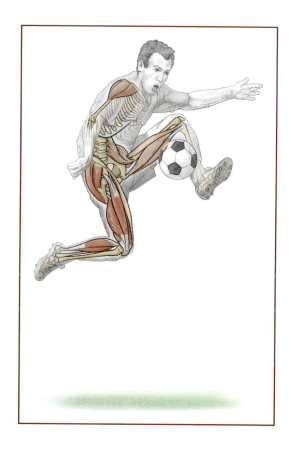

Subir degrau

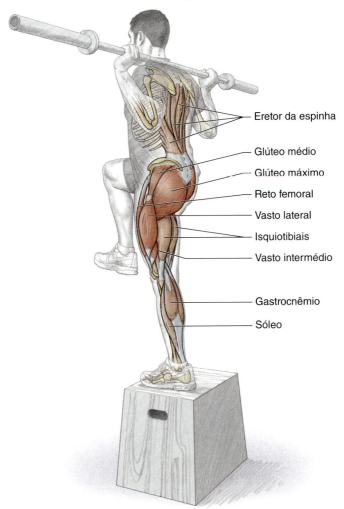

Execução

1. Fique em frente a um degrau ou a uma caixa de altura entre sua canela e seu joelho. Com as palmas voltadas para a frente, segure uma barra longa sem peso por sobre seus ombros.
2. Com uma perna, suba no degrau ou caixa. Continue a subir até que esta perna fique reta, mas eleve a outra perna flexionando o joelho até que a coxa fique paralela ao chão. Essa perna não toca o degrau ou caixa.
3. Desça o degrau, começando com a perna que ficou flexionada.
4. Troque de membro inferior e repita, começando com a perna oposta.

Músculos envolvidos

Primários: quadríceps, glúteo máximo, glúteo médio
Secundários: eretor da espinha, isquiotibiais, gastrocnêmio, sóleo, adutores

Dentro de campo

Sabemos que a mão dominante é aquela que utilizamos para escrever. Mas qual é a perna dominante? É a perna que você utiliza em seus tiros de meta mais fortes ou a perna que você utiliza para dar um impulso para um grande salto? A maioria das pessoas tem uma perna dominante, que atua mais do que a não dominante quando ambas estão ativas ao mesmo tempo. Exercícios em um dos membros têm algumas vantagens sobre exercícios que atuam sobre ambas as pernas de modo simultâneo. Quando as pernas atuam uma de cada vez para gerar toda a força, cada perna é trabalhada igualmente sem a ajuda da outra, apesar do exercício como um todo levar um pouco mais de tempo. E os benefícios não se restringem à força. Cada perna é necessária para aplicar controle motor sobre o joelho e equilíbrio de todo o corpo, dois fatores importantes na prevenção de lesões, especialmente as do joelho. Tome cuidado com a postura para segurança, bem como para a estabilidade central.

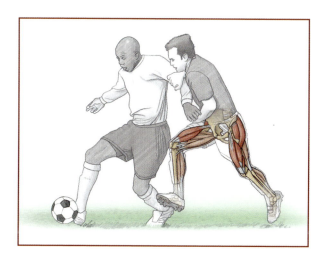

Afundo para a frente

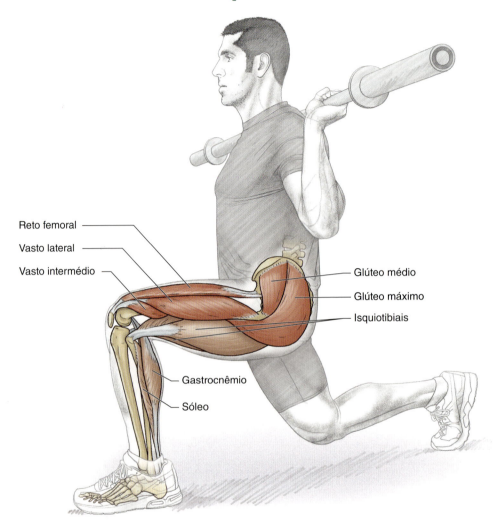

Execução

1. Segure uma barra longa com as palmas voltadas para a frente. Fique em pé e coloque a barra sobre seus ombros.
2. Dê um passo à frente o suficiente para que, quando o afundo se completar, o joelho que está à frente fique posicionado em um ângulo de 90° e a coxa esteja paralela ao chão. O joelho oposto provavelmente estará posicionado um pouco acima do chão.
3. Retorne à posição inicial. Repita com a perna oposta.

Músculos envolvidos

Primários: glúteo máximo, glúteo médio, quadríceps
Secundários: eretor da espinha, isquiotibiais, gastrocnêmio, sóleo, adutores

Dentro de campo

Este exercício difere um pouco do agachamento unilateral do Capítulo 2, que é utilizado para a flexibilidade dinâmica do quadril e da virilha. Nessa versão, você fica parado e utiliza uma barra. Esta variação é mais de um exercício para a força e é altamente valorizada por especialistas em condicionamento que criam programas para requerimentos excêntricos, concêntricos e de equilíbrio para diversos tipos de esportes. Mantenha as costas eretas e a cabeça reta, olhando para a frente. No final do agachamento unilateral, não permita que o joelho do membro inferior que está à frente ultrapasse o alinhamento com os dedos do pé ou balance através do eixo longo do pé. Falta de condicionamento ou fadiga podem afetar uma execução adequada. Se você tiver dificuldades de realizar o movimento corretamente, reduza a carga, encurte o comprimento do movimento ou descanse por mais tempo entre os movimentos para impedir a fadiga.

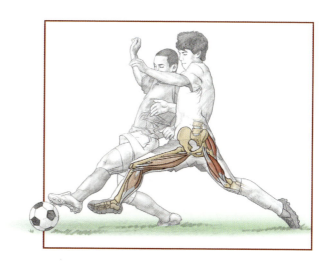

VARIAÇÃO

Agachamento lateral

Ser capaz de controlar o joelho durante uma mudança de direção é uma característica importante da prevenção de lesões nessa articulação. Ao fazer um agachamento lateral, o joelho da perna que agacha deve estar posicionado sobre o pé de apoio e não se movimentar para a frente e para trás.

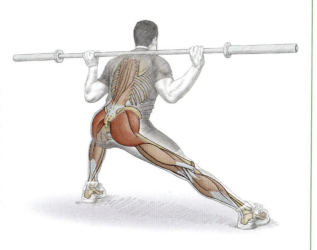

Goleiro

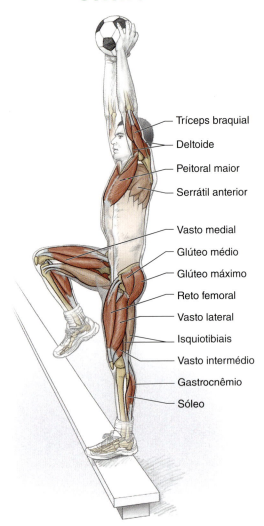

Execução

1. Fique de frente para um banco baixo. Segure uma bola de futebol com as duas mãos.
2. Em um movimento suave, suba no banco com uma perna, continuando a subir até que essa perna esteja completamente estendida. Flexione o joelho da outra perna o máximo possível enquanto você estende os braços sobre a cabeça.
3. Inverta esse movimento suave e volte à posição inicial.
4. Troque de perna e repita, começando com a outra perna. Alterne as pernas a cada repetição.

Músculos envolvidos

Primários: quadríceps, glúteos (glúteo máximo, médio e mínimo), gastrocnêmio, sóleo, deltoide, tríceps braquial, peitoral maior

Secundários: isquiotibiais, eretor da espinha, trapézio, serrátil anterior

Dentro de campo

Como o nome sugere, este exercício é ótimo para goleiros, mas também é útil para todos os jogadores. Pense sobre todos os movimentos-chave necessários para correr e saltar na direção de uma bola no ar. A principal diferença entre um jogador de campo e um goleiro é que este último pode utilizar os braços e mãos para contato com a bola. Tanto o jogador de linha como o goleiro devem abordar a área, planejar o momento ideal, decidir qual é a melhor perna para gerar impulso, preparar para o salto, estender e deixar o contato com o chão para entrar em contato com a bola no topo do salto, e aterrissar em segurança. A ênfase desse exercício inclui tudo para a execução de uma saída do chão e é uma forma eficiente de aplicar os vários exercícios individuais para extremidades inferiores em uma tarefa funcional.

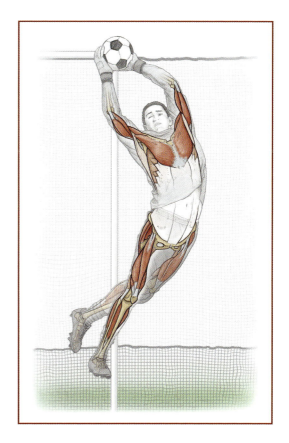

VARIAÇÃO
Goleiro nos degraus das arquibancadas

Uma alternativa é utilizar os degraus de um estádio e carregar halteres em vez de uma barra. A cada passo, pressione a mão que segura o haltere oposto à perna que inicia o movimento. Você pode escolher elevar ambos os braços a cada movimento.

Salto de rebote

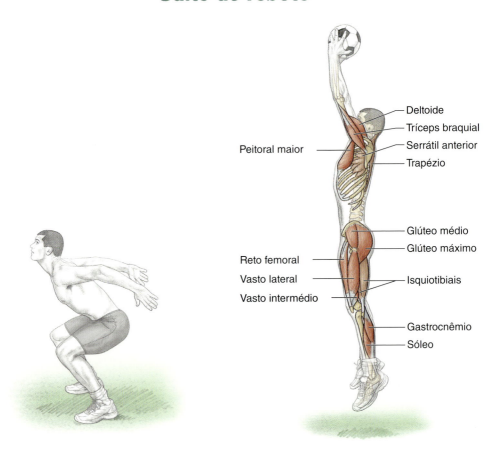

Execução

1. Você precisará de um parceiro para este exercício. Fique de frente para o parceiro. Ele deve segurar uma bola de futebol.
2. Seu parceiro quica com força a bola no chão. Realize um salto com ambas as pernas e segure a bola no topo do salto.
3. Assegure-se de que você aterrissará do salto em posição estendida. Não deixe os joelhos se movimentarem para a frente e para trás em relação aos seus pés no momento de contato com o chão.
4. Para evitar fadiga após vários saltos em altura máxima, o melhor é que você e seu parceiro façam saltos alternados.

Músculos envolvidos

Primários: quadríceps, glúteos, gastrocnêmio, sóleo, deltoide, tríceps braquial, peitoral maior
Secundários: isquiotibiais, eretor da espinha, trapézio, serrátil anterior

Dentro de campo

O exercício do salto de rebote deve ser considerado uma extensão funcional do exercício de goleiros (p. 180), que não requer que você saia de fato do chão. O exercício do salto de rebote requer um ajuste significante dos tempos em razão da quantidade de tarefas necessárias para que você chegue ao ponto de impulso, salte e pegue a bola no ponto alto de seu salto, como um goleiro deve fazer durante uma partida. Isso geralmente requer algum movimento por parte do saltador (o salto raramente é direcionado para cima) e o momento ideal para coordenar a descida da bola e seu impulso de modo a conseguir pegar a bola na posição mais alta possível. Mas o exercício não acaba neste ponto, pois a aterrissagem deve ser feita em segurança. Muitos dos exercícios neste livro requerem que os joelhos sejam flexionados e estejam sobre os pés durante a aterrissagem, de modo que eles não se movimentem para a frente e para trás. Apesar de toda a atenção recair sobre o salto e o ato de agarrar a bola, você não pode se esquecer da aterrissagem. Tente aterrissar suavemente, absorvendo o choque do impacto. A maioria dos jogadores gosta dos desafios – o impulso, o salto e a aterrissagem – deste exercício.

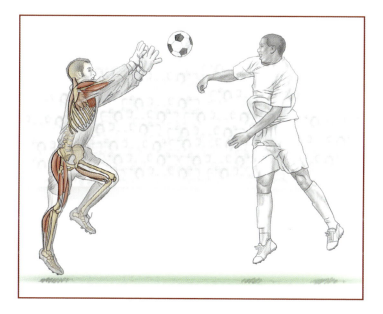

VARIAÇÃO
Salto de rebote em uma perna

Uma variação simples é utilizar o impulso em uma só perna. Na maioria dos casos, o salto de rebote em duas pernas é feito quando a bola é quicada em linha reta para cima. Para essa variação, a bola deve ser arremessada ao chão de modo que o jogador tenha de correr um pouco e saltar dando impulso unilateralmente, aterrissando sobre os dois pés.

Agachamento deitado na máquina

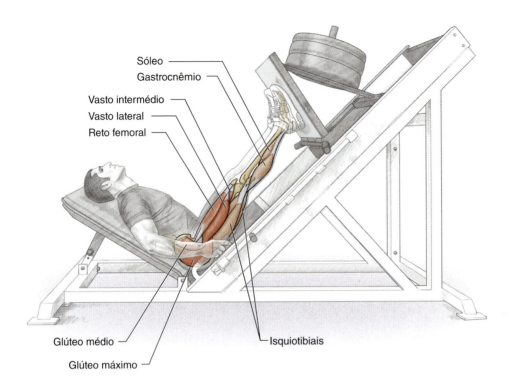

Execução

1. Ajuste a máquina de modo que você entre, com os joelhos flexionados pouco abaixo dos 90° e seus pés afastados e alinhados com seus ombros. Você pode preferir abrir levemente os pés para fora.
2. Posicione os pés na plataforma de modo que os joelhos não cubram os pés. Apoie costas e cabeça no encosto, com os ombros sobre os apoios. Segure as alças do aparelho.
3. Expirando, comprima a plataforma com a planta de seus pés, e mova a base até que seus quadris e joelhos estejam estendidos.
4. Após uma breve pausa, inspire e retorne lentamente o joelho a um ângulo de 90°. Esse retorno não deve chegar até a posição inicial.
5. Após a última repetição, volte à base lentamente até a posição inicial.

Músculos envolvidos

Primários: quadríceps, glúteo máximo, glúteo médio
Secundários: gastrocnêmio, sóleo, adutores, isquiotibiais

Dentro de campo

O valor do agachamento não deve ser exagerado. Ele trabalha diversos músculos e articulações em uma grande amplitude de movimento ao mesmo tempo em que exige postura adequada e equilíbrio – um grande ímpeto de força para o companheiro de treinamento. O jogo moderno está mais congestionado do que nunca à medida que jogadores maiores e mais rápidos competem em campos do mesmo tamanho de antes, usando táticas de defesa desenvolvidas para tornar o campo ainda mais compacto. O contato é inevitável, e os jogadores mais fortes devem ser mais bem preparados para se contrapor a esse contato e ganhar ou manter o controle da bola. Ninguém quer ver a habilidade individual de um jogador reprimida e sufocada por jogadores grandes e fortes. Da mesma maneira, ninguém quer ver aquele jogador brilhante ficar fora de um jogo por causa de uma lesão. Isso não significa de maneira alguma que um jogador menor sempre será mais habilidoso e interessante ou que um jogador maior e mais forte não possa ser habilidoso; ambos os tipos de jogador devem ser bem preparados para o inevitável contato que é comum a jogos de alto nível.

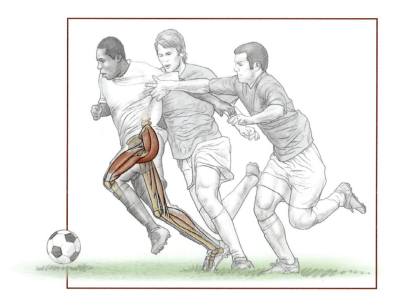

Lenhador

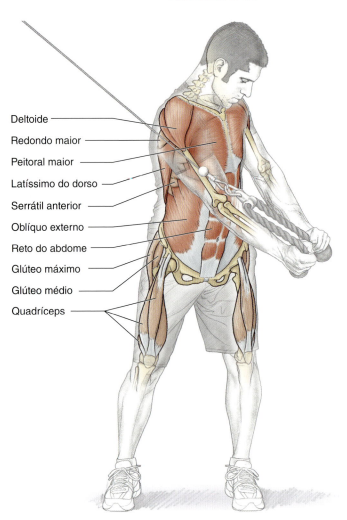

Execução

1. Posicione-se lateralmente a uma pequena distância de uma polia alta. Levante seus braços para segurar a corda, a alça ou o cabo com as duas mãos.
2. Puxe a corda para baixo e diagonalmente a seu tronco. Conforme suas mãos passam pelos ombros, gire o tronco e contraia seu abdome. Flexione seus joelhos levemente enquanto continua essa tração diagonal na direção do joelho oposto.
3. De modo lento e controlado, reverta o movimento para voltar à posição inicial. Após terminar o número desejado de repetições, vire e repita o exercício em direção oposta.

Músculos envolvidos

Primários: reto do abdome, oblíquo externo, oblíquo interno, deltoide, latíssimo do dorso, peitoral maior
Secundários: quadríceps, glúteos, redondo maior, serrátil anterior

Dentro de campo

Este exercício para o corpo inteiro tem muitos benefícios. A ação recruta os braços, o tronco, os glúteos e os quadríceps em um movimento progressivo e coordenado. Não existem atalhos, já que uma ação deve preceder a outra. Na superfície, os braços e os abdominais parecem ser o foco, mas as pernas também desempenham um papel importante como base ao redor da qual as ações ocorrerão. Tome cuidado com a posição dos joelhos sobre os pés e não deixe os joelhos se movimentarem para a frente e para trás. Este é um exercício funcional muito bom que envolve vários músculos e ações. Atividades multiarticulares como esta são exercícios suplementares muito úteis para as demandas corporais totais de esportes coletivos como o futebol. Algumas instruções não incluem a flexão do tronco e o agachamento, tornando-o um exercício de extensão do braço e rotação do tronco.

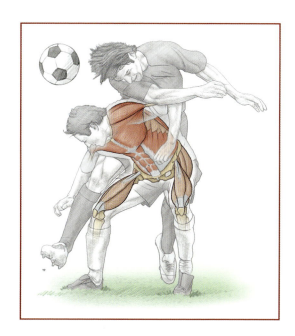

VARIAÇÕES

Na maioria das máquinas, o sistema de polias pode ser invertido de modo que a ação pode ser baixa ou alta. Este exercício também pode ser feito na posição sentada, utilizando uma *medicine ball* em vez do sistema de polias.

CAPÍTULO 10

TREINAMENTO TOTAL PARA O FUTEBOL

Durante todo o livro, o foco do treinamento de força foi sobre o isolamento do movimento e dos músculos envolvidos nele. A prateleira sobre treinamento de força em qualquer livraria ou biblioteca demonstrará dúzias de livros que mostram como treinar músculos isoladamente. Esse conceito assegura que todos os músculos sejam totalmente ativados e se adaptarão à nova demanda imposta.

A próxima etapa é incorporar os músculos para atuar como parte de um sistema como um todo, com a versão do todo do atleta sendo maior que a soma de suas partes. O desempenho atlético não é feito de forma isolada. Ao contrário, o desempenho total é melhor que o resultado da soma das partes neuromusculares. O desempenho no esporte é uma combinação da técnica necessária para aquele esporte, o preparo específico (físico e psicológico) para aquele esporte e as táticas para o sucesso. Alguns desses aspectos são planejados e outros são reações à oposição, mas todos evoluem com o passar do tempo, conforme os avanços forçam o esporte a evoluir. Qualquer oportunidade de envolver várias partes de todo o sistema tornará o jogador mais capaz de executar a visão do treinador para o esporte. Isso é especialmente crucial em esportes por equipes, já que o resultado é influenciado por muitos fatores – cada jogador, as interações de pequenos e grandes grupos, o estilo do jogo, o estilo do oponente, o árbitro, o ambiente, a torcida etc.

As opções apresentadas neste capítulo possuem um ponto em comum: todas necessitam de várias articulações, músculos e ações musculares. Nenhum exercício é feito isoladamente. Técnicos com experiência ou expostos aos métodos anteriores de treinamento devem reconhecer que exercícios de campo semelhantes formaram o núcleo dos circuitos de preparação física encontrados nos livros de treinamento publicados na década de 1960 ou mesmo anteriores.

Apesar de os jogadores mais antigos poderem se lembrar de exercícios similares em seus programas de treinamento, esses programas eram deficientes nos fundamentos básicos do treino: frequência, intensidade, duração e progressão. Eles podem ter feito exercícios semelhantes, mas não se lembrarão de terem feito esses exercícios com a frequência ou a intensidade ou durante o tempo atualmente dedicados. E seus treinamentos certamente não eram durante o calendário de competições. O que é visto atualmente é uma reincorporação dos modos anteriores de treinamento com uso de princípios de treino modernos.

O objetivo dessas e de outras atividades corporais totais é preparar os jogadores para as ações estratégicas que levarão ao sucesso tanto na marcação como na prevenção dos gols. Essas ações frequentemente necessitam de um grande dispêndio para saltos e corridas de alta intensidade. Os saltos repetitivos são atividades pliométricas, e várias versões são utilizadas para tirar vantagem do ciclo de alongamento-encurtamento que sabidamente melhora a força não só nos saltos, como também na corrida de alta intensidade. Se a melhoria nessas corridas é o objetivo (e deve ser), veja o que corredores de velocidade no atletismo estão fazendo e você também observará vários exercícios direcionados para os saltos repetitivos.

A incorporação das ferramentas de treinamento total ajuda na coordenação do corpo durante ações aleatórias que ocorrem a cada segundo em uma partida de futebol. Os jogadores executarão uma variedade de saltos com intensidades e alturas diferentes, mudarão de direção em uma fração de segundos, geralmente sem nenhum ato consciente no momento da ação ou reação. Apesar de ser difícil planejar um treinamento que simule o que realmente acontece quando se enfrenta um oponente real (não um parceiro de time em um treinamento), não é difícil preparar

189

o sistema neuromuscular de cada jogador para reações súbitas na previsão das circunstâncias durante um jogo. E é responsabilidade do técnico assegurar que cada jogador esteja o mais preparado possível. Esse é o motivo pelo qual é norma nos dias de hoje vermos jogadores executando atividades guiadas que aparentemente não estão relacionadas ao jogo. Essas atividades podem envolver pranchas, cordas, obstáculos, escadas e outras ferramentas que ensinarão os jogadores a utilizar seus corpos de modo mais eficiente com o mínimo possível de movimentos desnecessários. Apesar de a forma de corrida do jogador de futebol raramente ser confundida com a forma suave e eficiente de um corredor de 100 metros rasos, uma comparação entre imagens de um jogador de futebol de algumas décadas atrás para os atuais deve ser prova suficiente de que o treinamento, a coordenação e a capacidade atlética avançaram consideravelmente.

A despeito de todos os avanços nos treinamentos durante os últimos 25 anos, nenhum deles produzirá os benefícios desejados se técnicos e jogadores falharem em seguir as lições dos especialistas em outros aspectos suplementares do desempenho. Considere:

- As pesquisas demonstraram que até 2% de desidratação pode levar a um prejuízo no desempenho. Não use o tempo corrido do futebol como uma desculpa para não ingerir líquidos durante um jogo. Existem diversas oportunidades de bolas fora de jogo que podem ser utilizadas para a hidratação. Nos dias realmente quentes, o árbitro tem a autoridade para parar o jogo para hidratação. A pausa para hidratação faz parte das regras em várias ligas infantis sob condições quentes e úmidas. Você observou a pausa para hidratação em cada tempo do jogo de disputa da medalha de ouro no futebol masculino nas Olimpíadas de Pequim?
- Foi observado que entre 25 e 40% dos jogadores de futebol estão desidratados antes mesmo de entrar no campo de treinamento ou competição porque falharam em se reidratar após o treinamento ou o jogo do dia anterior.
- Os músculos necessitam de combustível, e o combustível primário para um esporte como o futebol é o carboidrato. A restrição de carboidratos somente prejudicará o desempenho. Jogadores que entram em campo com uma reserva baixa de combustível andarão mais e correrão menos, especialmente nos momentos finais do jogo, quando a maioria dos gols é marcada. Por algum motivo, os atletas de esportes coletivos não têm a mesma consciência sobre as escolhas alimentares encontradas em atletas individuais.
- As lesões aumentam com o tempo de cada período do jogo, sugerindo um componente de preparação física sobre a prevenção das lesões. Um aspecto da prevenção das lesões é melhorar a capacidade física de cada jogador. Os jogadores devem se apresentar no início de cada temporada com um nível razoável de preparo físico de modo que o técnico possa aumentar com segurança a capacidade física dos jogadores durante a pré-temporada. Muitas equipes possuem um calendário de competições muito intenso, o que dificulta o condicionamento físico durante a temporada. Aqueles que tentam melhorar a capacidade física a cada semana com trabalho de muita intensidade durante uma temporada repleta de jogos têm maior risco para lesões agudas ou por uso excessivo, baixo desempenho, recuperação lenta e possibilidade de fadiga.
- Alguns artigos sugerem que os jogadores menos habilidosos sofrem mais lesões do que os mais habilidosos. Assim, outra forma de prevenir lesões é melhorar a habilidade.
- Separe tempo para fazer um sólido aquecimento como o "The 11+" delineado no Capítulo 2 (p. 18). Recompensas tangíveis devem ser notadas quando um aquecimento é incluso como um componente regular do treinamento. Não há garantias quando o aquecimento não é frequente. A maioria dos técnicos é bom no planejamento de uma sessão de treinamento, mas negligencia a orientação da equipe durante um bom aquecimento.

- A parte mais perigosa do jogo de futebol é a falta. As pesquisas demonstram que as faltas mais perigosas envolvem saltos com contato frontal ou lateral com aterrissagens sobre um ou os dois pés desequilibrados. (O contato cabeça com cabeça também é perigoso. Veja o item a seguir.) Um axioma simples é lembrar as coisas ruins que podem acontecer quando acordamos com o pé esquerdo. Os jogadores devem se apoiar sobre os pés e não imitar o que observam em jogos profissionais.
- Não deixe de considerar séria qualquer lesão na cabeça. Os contatos de cabeça com cabeça, cabeça com cotovelo, cabeça com o chão, cabeça com a trave ou alguns contatos de cabeça com a bola são perigosos. Não podemos achar que uma concussão é igual a uma entorse de tornozelo. Um jogador que sofre algum desses contatos de cabeça deve ser removido imediatamente do jogo e não deve retornar até que se tenha certeza de que sua segurança está preservada. O melhor a fazer é, em dúvida, tirar o jogador de campo. Nos Estados Unidos, muitos estados seguem as diretrizes do estado de Washington, onde é necessária liberação médica por escrito antes que um jogador seja liberado após uma concussão. Não menospreze traumas cranianos. Nenhum jogo é tão importante.
- Exercite o senso comum durante o treino. Por exemplo, use bolas apropriadas para a idade. Jogadores mais velhos não devem treinar com jogadores mais jovens. Os jogadores mais jovens terão maior velocidade ou chutarão a bola com maior velocidade nos passes e nos tiros. A seguir, o melhor previsor de uma lesão é a história de uma lesão, de modo que um jogador lesionado deve estar totalmente recuperado antes de retornar. Uma pequena lesão incompletamente curada geralmente precede a uma lesão mais séria. Seja esperto e suba em uma cadeira ou escada para colocar e tirar as redes. A combinação de saltos, gravidade, aros e ganchos é um convite para uma laceração muito forte. Finalmente, nunca permita que ninguém suba nas traves. Existem várias lesões sérias e mesmo mortes relacionadas a crianças brincando em traves de gol sem rede.

Salto com encaixe do joelho no tórax

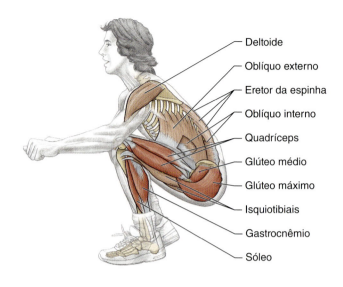

Execução

1. Escolha calçados com bom sistema de amortecimento e salte sobre uma superfície adequada.
2. Utilizando o apoio sobre os dois pés, salte o mais alto possível. Leve os joelhos o mais próximo do tronco possível. Use os braços para se equilibrar durante os saltos.
3. Aterrisse suavemente para absorver o impacto e depois salte novamente. Fique o mínimo possível no chão. Este exercício consiste simplesmente em executar saltos verticais.

Músculos envolvidos

Primários: quadríceps (vasto medial, vasto lateral, vasto intermédio, reto femoral), gastrocnêmio, sóleo, glúteo máximo, glúteo médio, flexores do quadril (psoas maior e menor, ilíaco, reto femoral, sartório)

Secundários: *core* abdominal (oblíquo externo, oblíquo interno, transverso do abdome, reto do abdome), eretor da espinha, isquiotibiais (bíceps femoral, semitendíneo, semimembranáceo), deltoide

Dentro de campo

A maioria dos livros atesta que o futebol é uma atividade de resistência. Em um jogo de 90 minutos (mesmo que a bola esteja em jogo durante somente 70 minutos) com apenas um intervalo, o jogo possui um componente significativo de resistência. Como os jogos são ganhos ou perdidos em explosões de atividades de alta intensidade – a execução de uma corrida curta de 10 a 20 metros até a bola ou um salto em uma disputa com outro jogador, por exemplo. Apesar de essas oportunidades não ocorrerem com frequência, os jogadores precisam estar prontos quando chega a hora de executar várias atividades de alta intensidade durante uma partida. Muitos exercícios treinam essa alta intensidade. Alguns envolvem equipamentos, outros são incrivelmente simples, mas muito efetivos. Outros exercícios deste livro envolvem saltos. A execução efetiva deste exercício requer que você salte o máximo possível, eleve suas coxas em direção ao tronco e depois aterrisse de modo suave e tranquilo. Executar um salto já é difícil; vários saltos é algo muito desafiador. À medida que a força se desenvolve, você se encontrará saltando mais alto a cada execução. Com o condicionamento e o aumento da resistência local, você será capaz de fazer mais repetições. Faça este exercício de forma moderada, quando puder ter dois ou mais dias para se recuperar antes do próximo jogo.

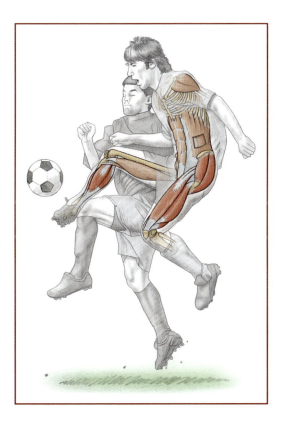

Saltos repetitivos

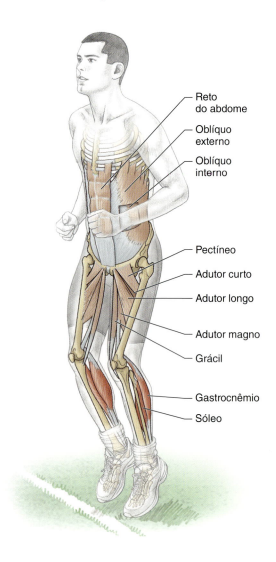

Execução

1. Em pé de frente ou de lado para a linha lateral ou linha de fundo do campo.
2. Saltando com os dois pés, salte para a frente e para trás ou lateralmente sobre a linha lateral.
3. Ao contato com o chão, salte para trás da linha o mais rapidamente possível. Esse movimento é muito rápido, com pouco tempo de voo e mínimo tempo de contato no chão.
4. Em vez de contar o número de contatos com o chão, salte o mais rapidamente possível durante um período definido de tempo, aumentando-o conforme seu condicionamento melhorar.

Músculos envolvidos

Primários: gastrocnêmio, sóleo
Secundários: *core* abdominal, eretor da espinha, adutores (adutor longo, adutor magno, adutor curto, pectíneo, grácil)

Dentro de campo

Resistência, potência, velocidade, agilidade – o futebol requer praticamente todos os aspectos do condicionamento físico. O trabalho rápido dos pés está efetivamente tornando-se parte dos programas de treinamento de habilidade. Você é solicitado a realizar uma ampla gama de atividades com o máximo de contatos na bola possíveis em um curto período de tempo. O jogador que fez este exercício sabe que as demandas do trabalho rápido com os pés podem ser muito desgastantes. Toques rápidos e curtos em um tempo muito escasso testam a capacidade do corpo em produzir energia rapidamente. Exercícios feitos do modo mais rápido possível em um espaço confinado são preparatórios para esse tipo de trabalho.

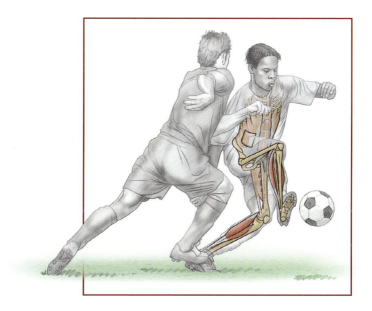

VARIAÇÕES

Este exercício simplesmente leva você para a frente e para trás sobre uma linha no chão. Você pode imaginar diversas variações, como saltar para a frente e para trás e se movimentar para um lado ou para o outro da linha, dar dois saltos para a frente e dois para trás ou imaginar um formato no chão e tocar cada canto, para a frente e para trás, acrescentando um meio giro. Use sua imaginação; lembre-se somente do conceito – mínimo tempo de voo e de contato com o chão. Aumente a duração conforme seu condicionamento melhorar. Você se surpreenderá com a rapidez na melhora dele.

Salto de profundidade

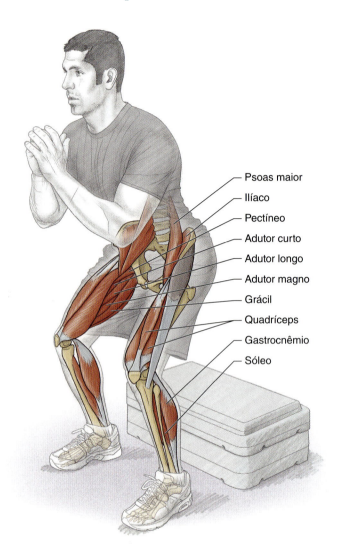

Psoas maior
Ilíaco
Pectíneo
Adutor curto
Adutor longo
Adutor magno
Grácil
Quadríceps
Gastrocnêmio
Sóleo

Execução

1. Use um apoio baixo, como um *step* com 30 cm de altura.
2. Fique sobre esse apoio com suas pernas afastadas, mãos e braços ao lado do corpo.
3. Salte para fora do apoio. Aterrisse sobre os dois pés ao mesmo tempo, levando suas mãos para a frente do corpo.
4. Absorva o impacto da aterrissagem flexionando os tornozelos, os joelhos e o quadril, aterrissando de maneira certeira, evitando ajustes no impacto.
5. Retorne ao apoio e repita.

Músculos envolvidos

Primários: flexores do quadril, quadríceps, gastrocnêmio, sóleo, adutores
Secundários: eretor da espinha, *core* abdominal

Dentro de campo

A prevenção de lesões é um tema deste livro. Ela serve para manter suas condições de jogo e também para melhorá-las. No centro da prevenção de lesões temos o controle neuromuscular dos joelhos e das articulações ao seu redor, como tornozelos, quadril e tronco durante atividades desgastantes como a aterrissagem após um salto ou mudança de direção súbita. Seu objetivo para este exercício é controlar o impacto e não permitir que seus joelhos desalinhem para a direita ou a esquerda durante a aterrissagem. Além disso, é importante começar a absorção do impacto no tornozelo e não deixar o tronco ondular durante a aterrissagem. Se qualquer uma dessas articulações se desviar inapropriadamente, o joelho deve se ajustar e esse ajuste pode colocar o joelho em posição inadequada e causar dano. Seu técnico deve observar seu treinamento para assegurar uma forma correta. Lembre-se de que essas são aterrissagens simples. Não tente saltar após a saída do apoio.

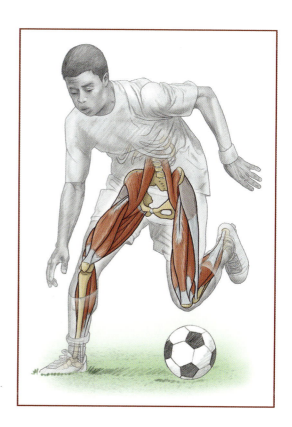

VARIAÇÃO

Salto de profundidade com rebote

Esta é uma extensão do salto de profundidade, e não uma variação. Após a aterrissagem, imediatamente salte para outro apoio de mesma altura. Isso muda o salto de profundidade de um exercício excêntrico de absorção de impacto para um exercício pliométrico.

Saltos laterais alternados em velocidade

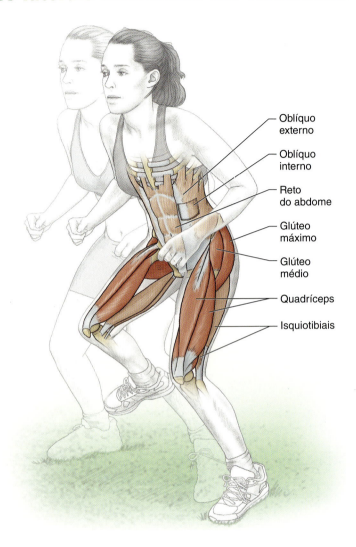

Execução

1. Fique em pé com as pernas afastadas alinhadas aos ombros e as mãos no quadril, para aumentar o equilíbrio.
2. Mantendo o tronco ereto, salte e deslize para a direita, aterrissando sobre o pé direito. Seu pé esquerdo deve estar fora do chão, e você se equilibra totalmente sobre o pé direito.
3. Faça uma breve pausa e repita, saltando lateralmente para a esquerda.

Músculos envolvidos

Primários: glúteo máximo, glúteo médio, quadríceps
Secundários: eretor da espinha, isquiotibiais, *core* abdominal

Dentro de campo

Este é um exercício corporal total porque requer que os membros inferiores façam a propulsão para os deslizamentos laterais; que o *core* estabilize o tronco durante a partida, voo e aterrissagem; e os braços e ombros para equilíbrio. Com o tempo, melhorias na velocidade e na agilidade serão observadas. Durante um jogo, o atleta não tem muita consciência sobre seus movimentos. Você se encontrará driblando com velocidade quando um defensor desapercebido aparecer para tentar tomar a bola. Em um instante, você apoia um pé e desliza em direção oposta redirecionando a bola. Na verdade, esse movimento não foi planejado, ele simplesmente acontece. O ritmo de seu jogo e a capacidade de se desviar de modo rápido e decisivo de seu oponente podem ser drasticamente melhorados com exercícios simples como este. Rapidamente serão percebidos um aumento da distância no deslizamento lateral e a estabilidade da aterrissagem conforme a força e o controle neuromuscular melhorarem.

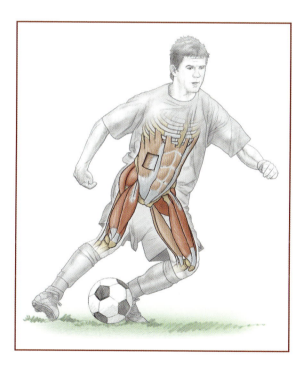

Abdominal infra com rotação de tronco utilizando a barra longa

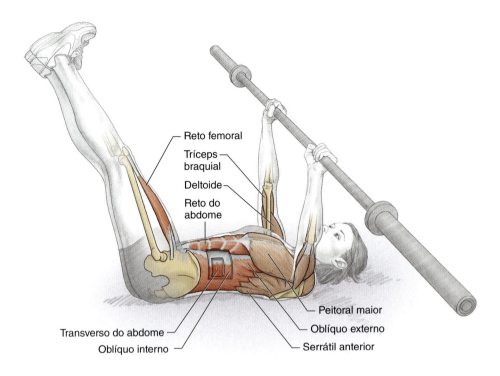

Execução

1. Em decúbito dorsal, segure uma barra longa sem pesos sobre seu tórax. Braços estendidos.
2. Sem mover a barra, eleve seus membros inferiores estendidos na direção de uma das extremidades da barra.
3. Mantendo suas pernas estendidas, retorne-as ao chão.
4. Repita, elevando suas pernas em direção oposta à barra. O movimento da perna para o lado direito e esquerdo conta como uma repetição.

Músculos envolvidos

Primários: *core* abdominal, reto femoral, psoas maior e menor, ilíaco
Secundários: sartório, peitoral maior, tríceps braquial, deltoide, serrátil anterior

Dentro de campo

Na seção "Dentro de campo" para o passe da bola sentado em V (p. 139), mencionei uma série de propagandas do ano de 1970 conhecidos como filmes Pepsi-Pelé. Nessa excelente série de filmes de treinamento encontrávamos um grupo de exercícios abdominais que faziam parte do circuito de treinamento brasileiro. Este exercício é muito semelhante, a diferença é que em vez de segurar os tornozelos de um parceiro, você segura uma barra longa sobre a cabeça e faz flexão de quadril e tronco combinada com leve rotação do tronco. A maioria dos exercícios abdominais nos filmes Pepsi-Pelé isolava a musculatura abdominal, mas este exercício recruta vários músculos do *core*, tornando-o uma boa opção para sua série de exercícios. Não considere este exercício fácil. Ele é muito desafiador, especialmente quando você se dá conta que a parte difícil da ação restringe sua respiração. Não esqueça que a barra permanece sobre a cabeça durante todo o tempo.

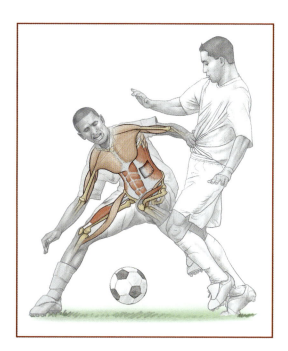

VARIAÇÃO
Abdominal infra com rotação de tronco utilizando halteres

É o mesmo exercício, mas com halteres. A sustentação de um peso em cada mão requer o equilíbrio individual do peso por cada ombro e braço. Mantenha os braços sobre a cabeça e os cotovelos estendidos durante a realização do exercício, segurando um haltere em cada mão.

Salto sobre a caixa

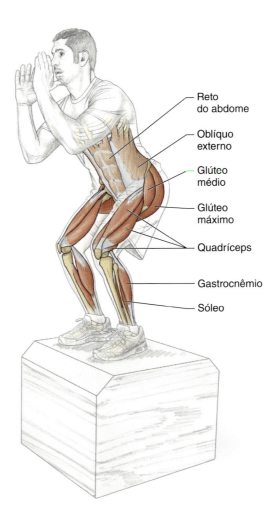

Reto do abdome
Oblíquo externo
Glúteo médio
Glúteo máximo
Quadríceps
Gastrocnêmio
Sóleo

Execução

1. Fique em frente a uma caixa bem firme – uma que não desequilibre – que tenha a altura entre o meio da perna e o joelho.
2. Saltando com os dois pés, suba na caixa, aterrissando sobre os dois pés. Não salte em uma altura somente suficiente para subir na caixa. Salte mais alto de modo a aterrissar em cima da caixa.
3. Salte de volta ao ponto inicial, aterrissando suavemente para absorver a força da aterrissagem.
4. Repita em um movimento contínuo, ininterrupto. Comece com 5 a 10 segundos e aumente o tempo conforme o condicionamento melhorar.

Músculos envolvidos

Primários: quadríceps, glúteo máximo, glúteo médio, gastrocnêmio, sóleo
Secundários: *core* abdominal, eretor da espinha, flexores do quadril

Dentro de campo

O futebol moderno é um misto de atividades de alta intensidade permeadas por corridas de resistência. Um traço perseguido é o desejo e a capacidade de cada jogador fazer marcação em qualquer local do campo. Ao perder a posse da bola, o jogador, geralmente com um ou dois companheiros de equipe, marcará o oponente em uma variedade de níveis (p. ex., para recuperar a posse imediatamente, bloquear o oponente de modo a fechar as linhas de passe, manter um bom campo visual e forçar o erro, ou pressionar o oponente para retardar seu movimento à frente, permitindo que seus companheiros recuperem a bola). Em cada um dos casos, a pressão sobre o oponente requer uma abordagem rápida e controlada que tem como característica um curto período de tempo de dispêndio elevado de energia. Esse tipo de trabalho é muito intenso, mas pode trazer resultados importantes e quase imediatos quando o oponente erra e seu companheiro de time retoma a posse da bola. O desafio é desenvolver preparo físico suficiente de modo a marcar, e marcar apropriadamente quando preciso. Quase todos os técnicos dirão como é difícil fazer com que um jogador marque quando perdeu a posse da bola. Parte disso é frustração ou desapontamento por ter perdido a posse da bola, mas também deriva da falta de preparo físico. Exercícios de saltos como este necessitam de muita força que, quando utilizada em combinação com um trabalho similar com e sem a posse da bola, deve ajudar a colocar o time posicionado para marcar de modo efetivo.

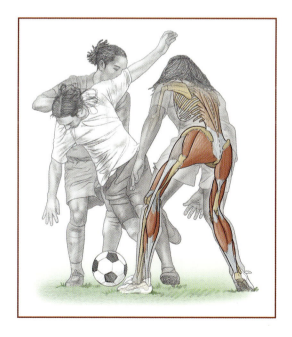

Agachamento romeno

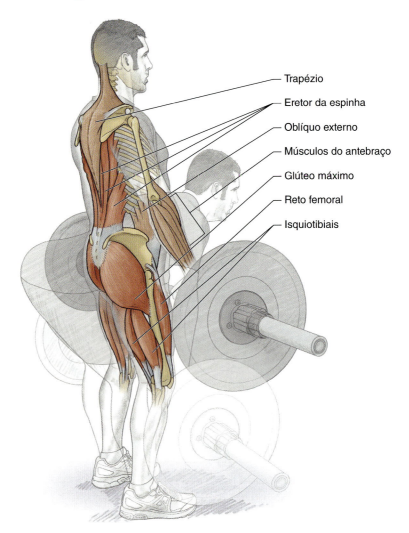

Execução

1. Com a barra longa no chão, pare em frente à barra com suas pernas afastadas, na altura dos ombros ou um pouco menos, e os dedos do pé sob a barra e apontados levemente para fora.
2. Fique em uma posição de agachamento. Com os braços estendidos, segure na barra com as palmas voltadas para baixo. Suas costas devem estar retas ou levemente arqueadas. Posicione os ombros para trás e seu tórax para a frente.
3. Olhe para a frente e inspire. Empurrando com os calcanhares e contraindo quadríceps e glúteos, puxe o peso do chão. Mantenha as costas eretas e a barra próxima ao corpo. Pare na posição ereta sem hiperestender os joelhos. Expire.
4. Inspire e lentamente abaixe a barra, retornando à posição inicial.

Músculos envolvidos

Primários: eretor da espinha, reto femoral, glúteo máximo, isquiotibiais
Secundários: estabilizadores da escápula (como o trapézio), reto do abdome, oblíquo externo, oblíquo interno, músculos do antebraço (principalmente punho e flexores dos dedos, incluindo o flexor radial e ulnar do carpo, palmar longo, flexor superficial e profundo dos dedos e flexor longo do polegar), vasto lateral, vasto medial, vasto intermédio

Dentro de campo

O agachamento romeno é um exercício corporal total encontrado em quase todo manual de treinamento esportivo. Ele demanda força dos membros inferiores, quadril, tronco e costas. Se você nunca fez este exercício antes, pode pensar que é fácil, mas o uso de uma barra aumenta sua complexidade, tornando um movimento suave mais difícil. Uma boa ideia é buscar ajuda profissional para assegurar que o movimento está correto e seguro. A flexão da coluna lombar durante o levantamento expõe os discos intervertebrais a possíveis hérnias, de modo que você mantenha sua cabeça ereta. Olhar para a barra leva a uma flexão da coluna. Além disso, não tente flexionar os antebraços durante o levantamento porque causará uma distensão desnecessária sobre o bíceps braquial. A postura é a chave. Não tente simplificar este exercício.

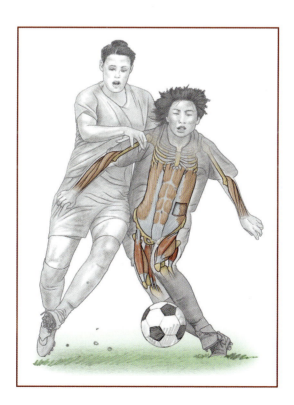

RECURSOS ADICIONAIS*

DA FIFA

Saúde e condicionamento físico no futebol feminino: www.fifa.com/mm/document/afdeveloping/medical/ffb_gesamt_e_20035.pdf

F-MARC nutrição para o futebol: www.fifa.com/mm/dicument/afdeveloping/medical/nutrition_booklet_e_1830.pdf

The 11+: http://f-marc.com/11plus/index.html

DA NATIONAL STRENGTH AND CONDITIONING ASSOCIATION (NSCA)

Posicionamento sobre o treinamento de resistência para jovens: www.nsca-lift.org/Publications/YouthResistanceTrainingUpdatedPosition2.pdf

Posicionamento sobre outros aspectos do treinamento de resistência: www.nsca-lift.org/Publications/posstatements.shtml

DA HUMAN KINETICS

Catálogos de treinamento para a resistência: www.humankinetics.com/personalstrengthtraining

www.humankinetics.com/youngathletes

*N.E.: Em inglês.

ÍNDICE DE EXERCÍCIOS

O aquecimento FIFA

Exercícios de trote

Trote para a frente 20

Trote com giro do quadril para fora. 21

Trote com giro do quadril para dentro. 22

Trote ao redor do parceiro. 23

Trote e salto com contato de ombro 24

Trote para a frente e para trás. 25

Exercícios para força, pliométricos e de equilíbrio

Prancha. 26

Prancha lateral 28

Isquiotibiais. 30

Apoio em uma perna 32

Agachamento 34

Saltos 36

Exercícios de corrida

Corrida no campo. 38

Saltos longos alternados 39

Parada e mudança súbita de direção 40

Braços

Mergulho 46

Rosca para bíceps com banda elástica. 48

Polia para latíssimo do dorso. 50

Extensão do tríceps na posição sentada. 52

Extensão do tríceps em pé. 54

Rosca para bíceps com barra. 56

Ombros e pescoço

Rastejar. 64

Luta livre com os braços 66

Exercício isométrico cabeça-bola-cabeça 68

Exercício de resistência para o pescoço 70

Ponte no solo 72

Puxada na barra 74

Remada unilateral com haltere 76
Voador em decúbito ventral com halteres 78
Flexão e extensão do pescoço na máquina 80
Desenvolvimento de ombros com halteres 82

Tórax

Flexão de tronco com bola de futebol 88
Flexão de tronco com bola de estabilidade 90
Supino 92
Pullover com haltere 94
Voador cruzado com cabos 96
Voador na máquina 98

Costas e quadril

Arremesso de bola em decúbito ventral 106
Giro de tronco com passe de bola em posição sentada 108
Cabo de guerra por baixo do corpo 110
Extensão do tronco na bola de estabilidade 112
Extensão de pernas na posição reversa 114
Extensão lombar com o parceiro 116
Extensão lombar na posição inclinada 118
Flexão do tronco para a frente ou "Good morning" 120

Abdome

Abdominal invertido 126
Abdominal infra com bola de futebol 128
Abdominal "bicicleta" 130
Abdominal com elevação vertical dos membros inferiores 132
Abdominal com elevação unilateral de membro inferior 134
Elevação do tronco na bola de estabilidade 136
Passe da bola sentado em V 138
Elevação do tronco na bola de estabilidade 140
Abdominal com cabo 142
Flexão do quadril na posição pendente 144

Pernas: isolamento muscular

Apoio na ponta dos pés carregando o parceiro 152

Flexão do joelho com auxílio do parceiro. 154

Adução em decúbito lateral. 156

Elevação de perna em quatro apoios ou "Hidrante" 158

Extensão de perna com cabo. 160

Extensão do joelho na posição sentada 162

Flexão do joelho na bola de estabilidade 164

Pernas: potência completa

Agachamento costas com costas. 168

Agachamento carregando o parceiro. 170

Agachamento com uma perna 172

Saltos sobre obstáculos baixos. 174

Subir degrau 176

Afundo para a frente. 178

Goleiro 180

Salto de rebote 182

Agachamento deitado na máquina 184

Lenhador 186

Treinamento total para o futebol

Salto com encaixe do joelho no tórax 192

Saltos repetitivos. 194

Salto de profundidade. 196

Saltos laterais alternados em velocidade 198

Abdominal infra com rotação de tronco utilizando a barra longa. 200

Salto sobre a caixa 202

Agachamento romeno 204